患者の語りを聴くという問い

慢性うつ患者の自己管理を捉え返す

堀川英起
Horikawa Hideki

まえがき

本書は、医療者としての振る舞いを病院で身につけた筆者が、地域生活を送る患者の語りを聴くという課題に取り組んだものです。二〇一一年の看護学修士論文のためのインタビューで、慢性うつ患者さんが語ってくれた「周囲との人々との葛藤」の話に違和感を覚えた経験が執筆動機となっています。

本書は、法政大学大学院社会学研究科博士論文「慢性うつ患者の自己管理の捉え返し――医療者は患者の「混沌の物語」をどう捉えたらよいか」（二〇二一年）が元になっています。上の論文は執筆当初、うつ当事者の経験を一般の方に理解してもらえるような内容を目指していました。しかし、その過程において、医療者としての筆者自身の観点を振り返る必要に迫られ、徐々に医療者の当事者研究という側面を持つ内容になっていきました。

社会学者の宮台真司さんは、ある雑誌のインタビューで、自らのうつ体験を次のように語っています。

うつのあとの僕は、「引け目」に感じる背景を分析して、「引け目」に感じる必要がないことにしっかり納得できたんですね。〈社会〉は、僕にとって「与えられた条件」です。「与えられた条件」

だから、人間として生きる以上〈社会〉を生きてしまう。それだけのことです。（中略）そうやって「〈社会〉が与えられている」という〈世界〉の理不尽がある。そうした不条理へと開かれれば、いつも別にどうってことない問題になるんですよ。もちろん〈社会〉を生きていれば、「ちゃんと規範に従え」とか「まともな感情を働かせろ」と奨励され、プレッシャーかけられますよ。それを適当にやり過ごせればいいだけです。いわば〈社会〉を、ベタないしマジではなく、ネタないしメタとして生きればいい。そうしないと、くだらないことで一喜一憂して、ディプレッシブになっちゃいます（宮台 2007）。

この記事を読んだ時、調査に協力してくれた慢性うつ患者さんは、適当にやり過ごす必要のある〈社会〉や、ネタないしメタとして生きればいい〈社会〉との葛藤の体験を語ってくれていたのではないかと思うようになりました。しかし、二〇一一年のインタビュー当時、筆者はそのような〈社会〉のことに思いを馳せることができませんでした。

二一世紀は、生活の質を目標とする地域包括ケアシステムの時代となり、患者の療養生活の場の中心は、病院から地域へと移行していると言われます（猪飼 2010）。これを踏まえて、本書では、地域生活を送る患者とは「二一世紀に成立した患者」を指し、その患者を支えることは二一世紀の医療者に共通する課題であると捉えています。

本書では、医療者とは、医療的枠組みを用いて患者の援助を行う専門職を広く指しています。医療者の多くは、病院で医療者になっていきます。看護職の例を挙げると、二〇一二年三月の看護師等学校養成所卒業者六万二八四三人のうち、病院に就業した者は五万三四三人（八〇％）だという厚生労働省医政局看護課の「看護職員の就業場所別就業者数」の報告があります（厚生労働省 2013）。ここからは、八割の新人看護師の専門性は病院という場で培われていることが推察されます。

ここで指摘しておきたいことは、病院の論理と生活の論理が異なる（三井 2013, 2016）とすると、病院で医療者になった医療者は、〈社会〉を生きる患者の語りを聴くことに葛藤を覚えやすいのではないかということです。

本書の構成は次のようになっています。序章では、筆者が新人看護師として精神科病棟に配属になってからの経験を振り返ることを通して、地域生活を送る患者の語りを聴くという本書の問いが育まれていった経緯を述べています。第1章では、本書の問いを先行研究の中に位置づけます。第2章から第5章では、過去のインタビューデータを社会学の視点から読み直し再分析を行います。本書では、インタビュー当時の筆者の違和感に基づいて、患者の語りを「自己対処も援助希求もせずに無責任に聴こえた語り（第2章）」「自己対処に頼りすぎているように聴こえた語り（第3章）」「他者に依存しすぎているように聴こえた語り（第4章）」の三つの群に分けています。終章では、ここまでの事例の再分析を受けて慢性うつ患者の自己管理とは何であったのか、医療者が地域生活を送る患者の語りを聴くということはどういうことなのかについて考察します。なお本書では、患者が「うつ」という用語をどう意味づけているかが主要なテーマのひとつであるので、「うつ」という言葉は、医学用語としての狭義の使用法にとらわれず、広くあいまいに用いています。

堀川英起

患者の語りを聴くという問い

——慢性うつ患者の自己管理を捉え返す

目次

序章

なぜ患者の話を聴くのがつらいのか
——病院から地域へ

第1章 先行研究の検討と研究方法

第2章

自己対処も援助希求もせず無責任に聴こえた語り

第3章 自己対処に頼りすぎているように聴こえた語り

第4章

他者に依存しすぎているように聴こえた語り

第5章 うつ病言説と慢性うつ患者の語り

終章

慢性うつ患者の自己管理と「混沌の物語」の捉え返し

序章

なぜ患者の話を聴くのがつらいのか
――病院から地域へ

序章では、オートエスノグラフィーという観点から、地域生活を送る患者の語りを聴くという本書の問いが生まれた経緯を記述する。オートエスノグラフィーとは、調査者が自分自身を研究対象とし、自分の主観的な経験を表現しながら、それを自己再帰的に考察する手法である。自分の経験を振り返り、「私」がどのように、なぜ、何を感じたかを探ることを通して、文化的・社会的文脈の理解を深めることができる方法である（井本 2013）。

本章の個人的経験は、敬体（です・ます調）で記述する。その理由は、看護職は自分自身を反省的に振り返ることについては訓練されているが、自身の個人的な経験を開示することには慣れていないため、断定的な印象を与える「常体（だ・である調）」で表現をすることに躊躇を覚えたためである。

1 精神科病棟での経験――「治療」と「管理」の場

私が、新卒看護師として大学病院に就職したのは、二〇〇二年のことです。その前年の二〇〇一年は、「保健婦助産婦看護婦法」が「保健師助産師看護師法」に改正され、男女で名称が異なった「保健婦（士）」「助産婦」「看護婦（士）」「准看護婦（士）」が、それぞれ「保健師」「助産師」「看護師」「准看護師」と呼ばれるようになったばかりの頃でした。そのため当時、ほとんど全ての患者さんは、女性看護師を「看護婦さん」と呼んでいましたし、男性看護師である私を「先生」や「男の看護婦さん」と呼ぶ患者さんも少なくありませんでした。就業看護師全体（七〇万三九一三人）における男性看護師の割合は、二〇〇二年は二万六一六〇人で三・七％と一割にさえ遠く満たない少数派でした（厚生労働省 2013）。

私の最初の配属先は精神科病棟でした。精神科病棟でただ一人の男性看護師でしたが、精神科病棟には、男性研修医が数多くいたため、精神科病棟における医療者の比率は男女半々位であったように記憶しています。平日昼間の病棟は、配薬や食事介助等の業務に加え、患者さんからのナースコールや検査室からの電話などの対応に忙殺され、患者さんとゆっくり話す時間をとれずにいました。なかでも、病棟にかかってくる電話は、その多くが検査室から研修医への問い合わせで、看護師がその電話を研修医につないでいたので、当時の私は、一見余裕のあるようにみえた研修医にその電話の一部だけでもとってほしいと思っていました。そこで、病棟の医師と看護師が月に一回一同に会する会議で、私は「看護師がすぐに電話をとれないとき、研修医の先生方にも電話をとってもらえないか」という意見を言ったことがありました。それに対して、男性の病棟医長は即座に「それがあなたたちの仕事でしょ」と一蹴し、新人の看護師の意見は全く相手にしてもらえませんでした。その会議が終わった後、当時の看護師長さんから「がんばっていたわね」と苦笑いとともに慰労された時に、同僚の看護師から全く援護してもらえずにいた孤立感と、新人が一人で突っ走ってしまった気恥ずかしさを覚えたことを思い出します。その時私は、まだ看護師になってから三ヶ月程しか経っておらず、医療や病院のことについてまだ右も左も分かっていない時期でした。

その出来事は、今から思い返せば、若気の至りで済むような些細な出来事ですが、その時の私にとっては、医療現場で働くことの洗礼のようなものを浴びた痛烈な一撃となりました。痛烈な一撃として受け止めざるを得なかったのは、当時圧倒的なマイノリティーであった男性看護師として私が、女性看護師たちよりも、病院の中のヒエラルキーに極めて敏感で自覚的であったからであろうと思います。

次に、精神科病棟での経験で印象に残っているのは、看護師になって初めてインシデントレポートを書いたときのことです。インシデントの対象となった患者さんは、六〇代のうつ病と診断された女性でした。ある日、私がその患者さんの部屋を訪れると、一〇㎝程度の短い糸を両指でつかんで、首の前方にすり当てていました。その場面に遭遇した私は、首を絞めて死のうとされている必死でつらいご本人の思いを受け止めなくてはと思う反面で、その糸が首を一回りするにはあまりにも短い長さであったために、「滑稽」な光景としても映りました。滑稽というのは、本人は必死な思いで死のうとしているのにも関わらず、現実的とは言えない自殺手段をとろうとしていたからです。私は、患者さんにその行為をやめてもらった後、その日のリーダー看護師にその出来事を報告しました。すると、インシデントレポートをすぐに書くようにとの指示を受けました。

その当時の私は、看護師としての経験も少なく安全管理に関する意識が不十分であったために、「こんな些細なことに半日かけてインシデントレポートを書くのか」と驚きました。もっと言うところの出来事は、苦悩している患者さんの思いを受け止めるようなケアのあり方を議論するよりも、病棟になぜ一〇cmの糸が持ち込まれたのかを分析し二度とそのような「危険」が起きないようにすることのほうが、病院の世界では優先順位が高いことを身をもって学ぶ最初の機会となりました。

さらに、精神科病棟に配属されたばかりの頃に驚いたこととして、患者さんを指し示す略語に関する出来事があります。ここでひとつ具体的なエピソードを紹介しましょう。受け持ちであった女性患者さんの診察に付き添わせてもらった時のことです。ふだんから親切な精神科医が、新人看護師である私に「初発のSの患者さんで…」といった教育的なコメントを挟みながら診察をすすめてくれたことがありました。その女性の患者さんは、診察が終わって部屋を出たところで「Sって何ですか」と私に質問をしましたが、私はその返答に窮してしまいました。「S（エス）」というのは、統合失調症

schizophrenia の頭文字を意味しています。二〇〇二年という年は、精神分裂病という名称が統合失調症に変更されたばかりの年でした。その当時はまだ、患者さんに「精神分裂病（統合失調症）」という病名を「告知」しているか否かがカルテに必ず記載されていました。そして、その女性患者さんにはまだ「統合失調症」という診断がついていることは告知されていませんでした。

ここではさらにもうひとつ「プシコ」という言葉にまつわるエピソードを取り上げます。プシコとは元々英語の psychiatry、あるいは、ドイツ語の psychologie からきている「精神科」を指す言葉です。例えば、「あの患者さん、プシコの薬たくさん飲んでる」のように使われます。これは、「ギネ（gynecology、産婦人科）」「ウロ（urology、泌尿器科）」のように身体科を表す略語と同様の用いられ方です。しかし「プシコ」の場合は、それが転じて、「扱いが面倒な患者」のことを指す差別用語として用いられることがあります。例えば、「あの患者はプシコだから仕方ない」などと使われます。新人で病棟に入ったばかりの頃は、身体科出身の看護師が、精神疾患を抱える患者さんの理解できない言動に出会うと、差別的意味合いを含む「プシコ」という略語を用いている場面に遭遇することが少なくなく、心が痛んだのを鮮明に覚えています。

以上のような経験を重ねることによって、新人看護師時代の私は、大学病院の精神科病棟という場は、「医師 - 看護師 - 患者」という序列関係のはっきりした社会であり、医師による「治療」と病棟の安全「管理」が重視されるところだと認識するようになりました。そして、病棟という場で看護師に期待されていることは、患者の体験に入り込むようなケアというよりは、検査室からの電話を受けとり研修医につなぎ、病棟の安全を確保するために患者を監視するといった業務であることを学びました。

2　精神科デイケアでの経験——「拒否する主体」との出会い

看護師になって三年目の二〇〇三年に、精神科デイケアに異動になりました。精神科デイケアは、外来医療の一環として、集団活動を通したリハビリテーションを行う場所で、患者さんのことを「利用者」「通所者」「メンバー」と呼ぶことが一般的です。精神科デイケアは、一九八七年に保健所で「デイケア事業」が開始されたのを契機に各地に普及し、二〇〇〇年には全国で九九一ヶ所まで増加していました（三浦・田名場 2005）。

異動先のデイケアは、二〇〇一年一二月に開設されたばかりでした。その当時、精神障害者の日中の活動の場所の主な担い手は、精神障害者家族会が主な設立主体である「小規模通所授産施設（共同作業所）」か、医療施設である「精神科デイケア」でした。その後二〇〇二年一二月に、厚生労働省が「今後の精神保健医療福祉施策」において、「受け入れ条件が整えば退院可能」な入院患者は七万二〇〇〇人との推計を示し、社会復帰のための施設整備を図ることを明言しました。それに続いて二〇〇五年に「障害者自立支援法（現在の障害者総合支援法）」が成立したのを機に、在宅生活を送る精神障害者の活動の場は、精神科デイケアのような医療施設から、就労移行支援事業所や就労継続支援事業所といった地域の障害福祉施設に移行するようになりました（大橋 2014）。つまり、異動先のデイケアが開設された二〇〇一年という年は、全国的に精神科デイケアが拡大する時期の終盤であったと言えます。別の言い方をすれば、白い巨塔と揶揄されることのある大学病院にすら、地域ケア化の波が押し寄せていたと捉えることができます。

私が勤めていたデイケアは大学病院に併設されたデイケアということもあって、患者さんの疾病構成は、一〇代~三〇代の統合失調症を抱える方が五五%、三〇代~五〇代のうつ病等を抱える方が四五%でした。前者の方々は、大学を中退していたり仕事に就くのが困難だったりして、今後の人生をどこでどのように過ごすかを見極める必要がある方が多く、後者の方々は、休職中の会社員や教員など自宅やデイケアの外にも社会的役割や居場所のある方たちでした。そして両者ともに、病気になってデイケアに通所することがなければ、同じ場所と時間を共有してこんなにも濃密に交流することがなかったと思われるような様々な属性と能力を持っている人たちの集まりでした。デイケアは、「社会の縮図」であると言われることがありますが、それは、様々な思いを抱えた利用者が、お互いに関わりあって集団を作りルールを守りながら行動を共にしていることを表しています。

デイケアの利用目的は、通所者それぞれで異なりますが、「生活リズムの改善」「体力の回復」「日中の過ごし方の改善」「働くための準備」「対人コミュニケーション能力の向上」「病気との付き合い方の獲得」などがあげられます。私が勤めていたデイケアでは、様々な経歴や背景を持つ通所者の目的を満たすために、集団活動は、スポーツ、料理、音楽や絵画などの芸術活動、話し合い、カラオケやゲームなどのレクリエーション、といった多くの通所者に馴染みのあるものが行われていました。

そのような集団活動に違和を感じる通所者の中には、デイケアのことを「大人の幼稚園」と自虐的にいう方もいました。精神疾患を患ったことで居場所を失い、一見子どもの遊びに見える活動に専念しなくてはならなくなったとすれば、自尊心を傷つけられ自虐的になってしまう患者さんの気持ちも十分に理解できました。

実は、デイケアに配属になった頃の私も、通所者の方とトランプをしたり、バスケットボールをしたり、料理をしたりする毎日を過ごすうちに、自分がやっていることは何なのだろうと自信を持てずにいました。その頃、同じ病院の外科や内科等で働く同期の看護師たちはバリバリと働いているように見えましたし、彼ら彼女たちに病院内のエレベーターで偶々出会った時に、「デイケアは楽しそうでいいよね」といったお決まりの文句を言われると、半ば見下されたような気持ちがして落ち込んだものでした。

私はその後、このデイケア集団はどのような集まりで、自分は何をしているのかを整理しようという思いで、二〇〇四年九月の日本デイケア学会第九回年次大会で、『利用者からみたデイケア、スタッフからみたデイケア—大学病院デイケアにおける利用者およびスタッフの視点の比較—』というタイトルの実践報告を行いました。この臨床研究報告は、デイケア利用者さんにアンケート調査を行って、統合失調症圏の患者さんと(うつ病を中心とした)非統合失調症圏の患者さんを比較して、デイケアの利用目的やデイケアでとる役割がどのように異なるかを考察したものでした。今から振り返ると、デイケアで看護師をすることの意味を必死に模索していた時期だったように思います。

さて、ここからはデイケアで印象に残っている患者さんとの個々の関わりについて述べたいと思います。最初は、GさんとHさんとの出会いです。Gさんは三〇代の男性でした。デイケアに異動したばかりの私は、デイケア集団に受け入れられたいという焦りがあって、デイケアに異動になって間もない頃にすぐ、Gさんに話しかけ三〇分間程度のやりとりをしました。今から思うと未熟だったと思うのですが、Gさんにとって、私は心理的な距離を一気につめてくる脅威的な存在として映ったと思われ、その後Gさんには約一年間ほとんど口を聞いてもらえませんでした。次にHさんです。Hさんは、五〇代の女性でした。ある日一五人ほどが座れるデイケアの大テーブルの椅子に座っていると、トイレから戻ってきたHさんが、「そこは私の席よ」と私に対して大声で怒鳴ってきました。デイケアには指定席のようなものはなかったのですが、あまりの勢いに驚きその時はすぐに席を譲りました。Hさんは、私とだけでなく他の通所者とも同じようなやりとりをしていました。後日再び同じような状況になり、Hさんから「そこは私の席よ」と再び怒鳴られた際に、私は「そんな言い方をされるとびっくりするからやめてほしい。デイケアの席は指定席などなく空いていれば自由に座れることになっている」と伝えました。しかし、HさんにはHさんなりの理屈があり、その後も相変わらずの平行線で同じようなことを繰り返しました。

デイケアに異動したばかりのGさんとHさんとのこのやり取りが印象に残っているのは、当時の私にとっては、デイケアの通所者が「拒否する主体」として立ち現れ、大きな戸惑いを覚えたからです。もちろん、病棟の患者さんも、大声を出したり暴力的になったり、口をきいてくれないことも少なくありませんでした。しかし、医療者である私にとって病棟の患者さんは、「拒否する主体」ではなく「症状に振り回される病者」として目の前に立ち現れていたので、冷静に振舞いながら必要な援助をしていました。しかしデイケアでは、医療者と患者という立場を区別するような目に見える具体的な援助も存在しませんし、医療者も白衣でなく私服で過ごしているので、外見上はデイケア通所者と医療者の見分けがつきませんでした。そのため、通所者は私を看護師という職種の医療者というよりも、デイケアという場で雑務をこなす職員として認識していた方が大半でしたし、通所者によっては同じ立場の患者と勘違いして話しかけてくる方も少なくありませんでした。

このように、デイケアに異動して一年目は、デイケア通所者が、嫌なことは拒否をするひとりの人間として立ち現れたことに衝撃を覚え、看護師としてのアイデンティティが揺さぶられ続けていました。その大きな要因は、看護師になるまでの大学の基礎教育や新人看護師として経験を積んだ精神科病棟では、入院生活を送る患者のケアについての知識や技術を習得してきましたが、それらが、地域生活を送るデイケア通所者にはほとんど通用しなかったからです。

デイケアでもうひとつ印象に残っているのは、四〇代男性のIさんとの出会いです。Iさんは、デイケアが終わると、私に声をかけ、週に一度は約一時間同じ話をします。その話とは、約一〇年前に父親を癌で亡くした時に関わった医療者に対する不満です。最初の頃は、Iさんの話を素直に受け止め、彼の気持ちに寄り添うような聴き方をしていました。しかし、同じ話を長時間聴くことが徐々につらくなっていき、Iさんの捉え方をもう少しポジティブなものに変えられないかと応答の仕方を工夫するなど試行錯誤しましたが、Ｉさんの話す内容や見方に変化はありませんでした。そこで、Ｉさんとの関わりについて大学時代の恩師に相談したところ「愚痴を聴くのもケアのひとつ」という助言を受け、そのような構えでＩさんとのやりとりに臨みましたが、そのやりとりに意味を見出すことができず、Ｉさんとのやりとりを終えた後の気だるい徒労感は残り続けました。しかし、Ｉさんと共有した平板で退屈に感じられた時間は、その後、ケアとは何かを考え続けるきっかけを与えてくれました。

デイケアに異動になって恵まれたことは、デイケアの責任者であった二人の優れた女性看護師と一緒に仕事をできたことでした。

デイケアに異動になったばかりの頃のデイケア責任者は、Ｍ看護師長でした。Ｍ看護師長は、通所者と徹底的に付き合う人でした。例えば、ある日、不調で幻覚妄想状態に陥った女性通所者が、デイケア終了後の遅い時間にＭ看護師長を訪ねてきました。その利用者さんは、ソファの上に立ち上がったり床に座ったりと落ち着かない様子で動き続けながら、夢と現実と妄想が入り乱れているような話を抑揚豊かに話し続けました。Ｍ看護師長は、その話をまとめようとしたり方向づけることなく、ただただ受け止め寄り添っていました。一八時ごろから始まったその話が終わったのは、時計の針が二二時を回っていたのを覚えています。Ｍ看護師長は、デイケアの中で、利用者から母のように慕われ頼られていました。その当時の私は、ケアというのはここまで徹底的に付き合う必要があるのかと驚きながらも、Ｍ看護師長の高い倫理観と熟練技を見よう見まねで身につけようともがいていました。

M看護師長の後にデイケア責任者となったのは、Pナースでした。Pナースもまた、通所者に対して温かなまなざしをもって接し、通所者から絶大な信頼を得ていましたが、M看護師長とは異なったアプローチでデイケアを運営し通所者と関わっていました。M看護師長との違いは、時間の使い方でした。Pナースには、医療者として必要なことであれば時間をかけて通所者と付き合うけれども、必要ないことはあっさりと済ませるようなドライな一面がありました。M看護師長のように通所者の思いを満たすことを第一にするというより、職員を含めたデイケア全体の中での仕事に優先順位をつけながらデイケアの運営をしているように見えました。そのため、M看護師長のもとで働いていた頃より時間外労働がずっと少なくなりました。Pナースと仕事をするようになってから、看護は様々なスタイルが可能なのだと思うようになりました。

ここで、デイケアという場がどのような場であったのかを整理してみたいと思います。

臨床心理士の東畑開人は、「ケアとセラピーは、人が他者に関わるときに、誰かを援助しようとするときの二つのあり方（成分）である。デイケアの中にもケアとセラピーの両方があるし、カウンセリングの中にもセラピーとケアとの両方がある」。そして、「ケアは、傷つけない。ニーズを満たし、支え、依存を引き受ける。そうすることで、安全を確保し、生存を可能にする。平衡を取り戻し、日常を支える」が、「セラピーは傷つきに向き合う。ニーズの変更のために、介入し、自立を目指す。すると、人は非日常のなかで葛藤し、そして成長する」のだといいます（東畑 2019: 270-279）。本書では、この東畑の定義を踏まえて、看護師の援助のあり方を「ケア」「セラピー」「環境管理」の三区

表１　看護師の援助のあり方

援助のあり方	定義
ケア	傷つけない／ニーズを満たす／依存を引き受ける／日常を支える
セラピー	傷つきに向き合う／ニーズの変更のための介入／自立を目指す／非日常の中で葛藤し成長するのを支える
環境管理	生命の安全を最優先する／病棟やデイケアの場を治療的な空間と時間になるように整える

東畑（2019: 70-279）を元に作成

分で捉えなおすことにします。東畑の定義からの主な変更点は、看護師にとっては生命を守るための安全管理はクリティカルな問題であるため、「安全の確保」を「環境管理」として別立てとすることにしました（表1）。

右で整理した三分類を踏まえると、デイケアという場で展開されていた援助のあり方は、病棟で重視されていた「環境管理」は後景に退き、「ケア」と「セラピー」が前面に出ていたとまとめることができます。もちろん、「ケア」「セラピー」「環境管理」の比率は、医療者や患者の特徴やその時々の状況によって異なります。私から見ると、M看護師長の構えは「ケア」に重点が置かれているようにみえ、Pナースは、状況に応じて優先順位をつけながら、「ケア」「セラピー」「環境管理」を使い分けているようにみえました。そして当時の私は、M看護師長とともに働いているときは、高い倫理観に支えられた「依存を引き受ける」というケアを身につけたいと思う一方で、このような献身的なケアは私には無理だという諦めの気持ちもありました。その後、Pナースの影響で、看護にも様々なスタイルがあることが分かり気が楽になりましたが、地域生活を送る患者との関わりについて具体的にはどうしたらよいのかの手探りはその後も続きました。

3　看護学修士論文での経験——「混沌の物語」への違和感

二〇一一年に、看護学修士論文のためのインタビュー調査を行いました。その調査は、看護職が外来通院中の慢性うつ患者を支援するために何ができるかを明確にすることを目的とし、外来通院をしている慢性うつ患者を対象としてインタビューをしたものです。

慢性うつ患者を研究対象としたのには、精神科デイケアでの臨床経験が基盤にありました。前述した通り、私が勤めていたデイケア通所者の疾病構成は、統合失調症圏が半分、残りの半分は、うつ病患者さんを中心とした非統合失調症圏の方でした。統合失調症圏の患者さんは、障害が相対的に重く、医療者がどのような援助をしたらよいかが比較的明確でした。他方で、うつ病患者さんは、社会性も高く、復職先があるなど社会参加のための場所がある場合が多く、どのような支援をすることができるのかを整理しきれずにいました。この感触は、私一個人のものではありませんでした。私がデイケアに異動になったのと入れ違いで精神科病棟に配属になった男性看護師が雑談の中で「軽い障害の患者さんのケアは難しい」ともらしてくれたことがあります。彼は、精神科単科病院で長らく働いてきたベテラン看護師で、統合失調症圏の患者さんを中心とした重度の障害を抱える患者さんのケアに熟達していました。そんな彼は、大学病院の精神科病棟に入院中の軽度の障害がある患者さんの何をどう支援したらよいのか戸惑っていました。

そこで、看護学修士論文では、看護の視点から慢性うつ患者の回復にどのような援助が必要かを明確にすることを目的に、インタビューでは「うつを患う人が、療養生活の中で、どのような体験をし、何が助けとなり、何が妨げとなったか」といった質問を投げかけました。病院の外で研究者という立場で聴いたうつ体験は、看護師として患者から聴く内容とは随分と色合いが異なっていました。病院の中で医療関係のある看護師として聴く患者さんの話は、「最近、悪夢ばかりでよく眠れない」「死にたくなった時どう対処したらよいか」といった、精神疾患の影響による生活上の問題の訴えや相談が多かったように思います。患者さんやデイケア利用者は、医療者としての役割を私に期待していたわけですから当然と言えば当然です。他方、研究者の立場で聴いた調査協力者の話は、「医療者や身近な人々との付き合いに翻弄されながらもなんとか生き延びてきた」という「周囲の人々との葛藤の話」が中心でした。このような話はデイケア看護師時代にも聴いてはいましたが、その時はそれを愚痴や雑談として捉え、それ以上しっかりと受け止めたことがありませんでした。そのため、研究者としての私もまた、インタビュー中に多くの時間を割いて語ってくれた「周囲の人々との葛藤」の話を愚痴や雑談としてしか受け止められず、看護学の知見につなげるための一般化（カテゴリー化）しうるデータとしては位置づけることができずにいました。

A・フランクは、患者の語る「語り」に注目してそれを「回復の物語」「探求の物語」「混沌の物語」の三つの類型に整理しました（Frank 1995=2002）。第一の「回復の物語（restitution narrative）」とは「昨日は私は健康であった。今日は私は病気である。しかし明日には再び健康になるであろう」

という筋立てに従って、健康に戻ることを前提に描かれる物語です。第二の「探求の物語（quest narrative）」とは、混乱の中から立ち上がり、苦しみながらも病いの経験それ自体のうちに価値を発見するような意味探求の物語です。そして、第三の「混沌の物語（chaos narrative）」とは、継続性も因果関係も伴わない秩序不在の物語です。

今から振り返るとインタビュー当時の私は、患者から「回復の物語」か「探求の物語」を聴かせてもらえるだろうという安直な構えでインタビューに臨んでいました。しかし、実際に慢性うつ患者によって語られた「周囲の人々との葛藤」の話は、「回復の物語」や「探求の物語」として捉えることは到底難しく、「混沌の物語」としかいいようのないその語りを研究者としてどのように受け止めたらよかったのかという課題を積み残していました。

さらに言うと、インタビューで捉えきれずにいた「混沌の物語」は、デイケアでの臨床経験を想起させるものでした。その臨床経験とは、愚痴としてしか受け止められず無力感や徒労感を抱いたIさんとのやりとりのことや、支離滅裂な話をしているようにみえた女性患者さんの話にM看護師長が徹底的に付き合っていた姿のことです。

4 訪問看護での経験──「場」の違いと看護の内容

私は、二〇一二年から一年間、非常勤で週二回、訪問看護ステーションで精神科訪問看護に携わりました。ちょうど、一般の訪問看護ステーションが精神科訪問看護に取り組み始めようとする頃でした。

厚生労働省が、二〇〇四年に「精神保健医療福祉改革ビジョン」にて、「入院医療中心から地域生活中心へ」という理念を明確にして以降、精神科訪問看護は、退院後の医療を提供する機能をもつ社会資源として患者や家族からのニーズが高まっていました。精神科の訪問看護が、医療保険の診療報酬制度によって報酬の対象となったのは一九八六年のことですが、一般の訪問看護ステーションが精神科訪問に積極的に取り組むようになったのは、二〇一二年度の診療報酬改定により「精神科訪問看護」が新設され、一般の訪問看護ステーションの参入障壁が下がってからです。その前年の二〇一一年は、精神科病院の八割超、訪問看護ステーションの約六割が精神疾患患者に訪問看護を実施し、その訪問看護を活用している患者の疾患は、統合失調症圏（統合失調症、統合失調症型障害及び妄想性障害）が七五・四％と四分の三を占め、うつ病を中心とする気分障害の九・九％を大きく引き離している状況でした。しかし、二〇一二年度の「精神科訪問看護」新設後は、精神科病院等での経験のない看護師や作業療法士でも所定の研修を受講すれば訪問看護ができるようになりました。また、訪問看護の対象が、「通院による療養が困難なもの」から「精神疾患を有する入院中以外の患者またはその家族等」に変わったことで、通院ができても生活リズムや対人関係、服薬や就労などに援助を要する精神障害者も対象となりました（厚生労働省 2009）。このように、私が精神科訪問看護に携わった二〇一二年は、患者にとっても医療者にとっても、精神科訪問看護が身近なものに切り替わろうとしていた時期でした。

訪問看護師時代に最も印象に残っている患者さんは、四〇代の男性Kさんです。Kさんは、生活保護を受給していましたが、金銭管理が苦手で生活保護費を受給後数日で使い切ってしまう方でした。また、ちょっとした心身の不調があると気軽に救急車を呼んでしまいます。そのため、Kさんの支援者のほとんどは、生活保護費や救急車といった公共資源を無駄遣いしているように見える行為を問題視し、Kさんに対して説教調で管理的に関わることが多かったようです。しかし、Kさんはそれを素直に受け止めることはなく、Kさんなりの理屈で抗い態度を改めることがありませんでした。さらに、Kさんは対人関係の面で不器用な方で、他者に感謝を伝えるといった周囲の人との関係を円滑にするような振る舞いを一切しませんでした。そのため、ほとんどの訪問看護師から嫌われていました。私は、非常勤という気軽な立場であったせいかKさんに対する不快感もなく、また同性ということもあり、私がKさん宅を訪問することが増えていきました。ただし私は、Kさんを嫌うこともありませんでしたが、特段の思い入れがあったわけでもありません。一回一回の訪問の時、身体状況を確認したりごみ屋敷になりつつある部屋の掃除を一緒にしたりなど、看護師としてすべきことを淡々とこなしているにすぎませんでした。

Kさん宅を訪問するようになって、半年程経った頃でした。Kさんが突然「堀川さんは癒しのパワーがすごいわ」とぼそっと言ったのにとても驚き、「Kさんはそういうこと言えるんですね。他の人にもそういうこと言えるといいのにもったいない」と冗談ぽく返しました。

今から振り返ると、その当時の私は、Kさんに対する期待のようなものをほとんど抱かずに気軽に関わっていたので、それがKさんにとっては心地がよかったのだろうと思います。私が、Kさんに気軽に関わることができた背景には、非常勤看護師であったために責任が軽かったということもありますが、病院と在宅という「場」の違いが大きかったように思います。つまり、訪問看護は病院看護と異なって、同僚からの視線を気にせずにいることができるため、自分の価値観にそった振る舞いをすることができました。このように、看護実践の場の違いの影響は大きく、もし病棟でKさんと出会っていたら、私もまた説教調で管理的に関わることになっていたかもしれません。

5　看護教員としての経験――自分の過去の葛藤と同型の葛藤

二〇一三年に大学の精神看護学の教員となりました。教員としての主要な役割は、精神科単科病院での実習指導でした。これまで精神科領域の看護師として、「病棟」「デイケア」「訪問看護ステーション」といった職場で働いてきましたが、単科の精神科病院に勤めたことはありませんでした。

日本の精神科入院医療の主要な提供先は、精神科単科病院です。厚生労働省障害保健福祉部の資料によれば、二〇一四年時点の精神病床三三・八万床の内訳は、一般病院が八・五万床であるのに対し、精神科病院は二五・三万床で、全体の約七五％をしめています。また、精神病床に入院している疾患別の患者は、「統合失調症型障害及び妄想性障害」が一六・四万人で、全体（二八・九万人）の五六・七％をしめています。さらに、一年以上の長期入院患者は、一八万五〇〇〇人にのぼり、精神科入院患者数全体（二八万九〇〇〇人）のうち六四％をしめています（厚生労働省障害保健福祉部 2016）。これらのデータから推察できる通り、精神科単科病院で実習にのぞむ看護学科の学生は、一年以上の長期入院をしている統合失調症を抱える患者さんを受け持つことが自然と多くなります。

精神科領域の実習では、「プロセスレコード」という単純な様式の記録用紙に沿って、看護師が患者さんとのやりとりを思い起こしながら記入することによって、自分の体験した看護場面を振り返るという学習方法をとることが一般的です。プロセスレコードには、学生が患者さんとのやりとりで気がかりが残っている場面を書き起こしますが、その典型的な場面としてよく挙げられるのは、患者さんに対して質問攻めをしてしまい、患者さんとのやりとりがちぐはぐになったり、患者さんが不機嫌になったりする場面です。また、患者さんと何を話していいのか分からず、無言が続き無力感に浸った場面も少なくありません。このように、学生が「質問攻めに走ってしまったり」「何を話したらよいか分からない」という場面に陥りやすい背景には、次の三つがあると私は考えています。

一つめは、限られた実習期間の中で早く患者さんと知り合いたいという学生自身の焦りや不安から、質問攻めにしてしまう場合です。学生はいち早く距離を縮めて親密になることが看護にとってよいことだと思い込んでいることが多いです。二つめは、学生が身体科領域の講義や実習で、患者の心身状態を問診をする技術を学んでいることです。そのため、患者から心身に関する情報を効率よく引き出すためにあらかじめ準備してきた質問を繰り出すことになります。三つめは、学生は、看護師共通の思考基盤である看護過程という「問題発見と問題解決」の思考技法を学んでいることと関連します。その看護過程にそって、学生はいち早く患者さんの問題点を見定め、何らかのケアを施したいと考えます。

しかし、精神科単科病院で学生が受け持つ患者さんは、慢性期の統合失調症を抱える方が多いためよくも悪くも状態が安定しているので、二週間という短期間の実習で、学生がいくら問題を定めて関わったところで、その問題が改善することは難しいのが実情です。そのため、看護師は患者にとって役に立つ存在でなければならないという倫理的な構えを身につけている学生ほど、無力感や徒労感にひたることが少なくないです。教員という立場からみれば、このような学生の振る舞いの根底には、医療的枠組みを絶対視して患者と関わろうとしていることが最大の要因であることは容易に分かります。だからといって、座学で学んできた医療的枠組みを具体的に実践するのが実習の目的でもあるので、「授業で身につけてきた医療知識や技術のことは脇に置いて患者さんと関わって」といった助言は、学生をさらなる混乱に陥れるだけの意味のないものになります。

このように教員として実習指導に関わっているうちに、実習学生の振る舞いが精神科デイケアの初期の頃の私自身の振る舞いと同型であることに気づきました。その振る舞いとは、「患者との関係における不安や焦りを紛らわせたい」「患者に役立つ存在でいたい」と思うがために、たくさんの質問を繰り出して何とか距離を縮めようと試みる行為です。もっと言えば、修士論文で患者の語りを愚痴としてしか受け止められなかった経験もまた、「雑談をどう捉えたらよいか分からない」という学生の振る舞いと同一直線上にあるように思えました。

そして徐々に、デイケアや修士論文で経験した自分自身の葛藤にどう向き合ったらよいかを整理できないと、同型の葛藤を抱える学生に教員として向き合うのは難しいと思うようになりました。しかし、その葛藤に向き合うためには、看護学のアプローチでは無理だろうということは分かっていました。なぜなら、看護学修士論文としてまとめようとしたときに、インタビューで聴き取った語りの大半を切り捨てるしかなかったという不全感が残っていたからです。そこで、看護学の修士時代にお世話になっていた恩師が、看護の道に進む前に社会学を専攻していたという事情から、何となく馴染みのあった社会学分野に進学することに決めました。このような経緯で、直感的に博士後期課程の進学先を看護学ではなく社会学としたために、「なぜ社会学なのか」という理由を十分に言語化することができず、さらに研究課題も漠然としたままでいました。

6 社会学研究科での経験――「医療者としての自己」の揺さぶられ

二〇一五年に、社会学研究科博士後期課程に入学しました。社会学研究科に所属するようになってからは、修士論文のインタビューデータをもう一度読み直し、自分なりのデータ解釈や気になることを整理してゼミで報告し始めました。そのゼミの場では、社会学研究科の先生方や大学院生からの率直で批判的なコメントをいただきました。当然のことながら、ゼミの参加者は、医療者でなく社会学を専攻する人たちばかりでしたから、私自身が医療者として無自覚に特殊な考え方をしていることに気づかされる場面に何度も遭遇しました。ところが、次のゼミでの報告機会には、再び医療者的なものの見方に戻ってしまっていて、同じような指摘を何度も受けるというパターンを、数年の間は繰り返していたように思います。この経験から、一旦医療的な見方というのが血肉化してしまうと、それを一度や二度指摘されたところで簡単に修正のきくものでないことを身をもって知りました。

入学してから二年目に入ると、博士論文の執筆に向けて、研究課題を明確にする必要性に迫られてきました。社会学研究科の先生方からは、患者のインタビューを追加することや、調査協力者を医療者などにも拡大するような提案を受けていました。ところがどうしても、調査協力者を広げるような行動に踏み出すことができませんでした。今から振り返ってみると、「医療者としての自己」のままの段階でインタビューを繰り返したところで、社会学研究科で取り組もうと目論んでいた研究課題に迫れないことが分かっていたからだと思います。

ここで、社会学研究科に入学してからの経験について、もう少し具体的に整理したいと思います。その経験をひと言でいうと、ゼミや個別指導を通して、医療者として自らの依って立ってきた基盤を揺さぶられ続けたプロセスだったとまとめることができます。そのプロセスの中で博士論文につながった社会学研究科での学びは、次の三つに整理することができます。

一つめは、「調査者」としての自分を発見したことです。修士論文のときは、看護学の研究者として、インタビューデータを看護の枠組みの中で読み取ろうとしていましたが、まずは、データそれ自体（語り手）に真摯に向き合う調査者であることが重要だということを、水野節夫先生と鈴木智之先生から学びました。

まず、水野先生からは、データそのものを見る技法を教えていただきました。具体的には、「なぞり／なぞり返し」と「アイディアの風船飛ばし」という技法です（水野 2000）。「なぞり／なぞり返し」は、可能な限り無私の精神でデータに寄り添い、何度もデータを読み返すことです。「アイディアの風船飛ばし」は、データに刺激されて思いついたアイディアを思いつくままに出し続けることです。これらの技法は、調査者が自らの先入見や偏見から自由になるために、データにどのように出合いそして対話をしていったらよいかについて、具体的な指針を与えてくれる技法でした。

鈴木智之先生からは、ゼミでの大学院生へのコメントを通して、調査者としての倫理的な態度を学びました。例えば、ふだんは穏やかな鈴木智之先生が、大学院生の発表の中に語り手の立場を軽んじた姿勢を読み取った際のコメントが辛辣になった場面が何度かありました。そのような時は、自らの調査者としての態度を見直す機会となりました。他にも「患者の語りを理解することとその理解を治癒や支援につなげることは別の話」とおっしゃっていたことも心に深く刻まれています。看護学の修士論文では、研究成果がケアにどのようにつながるかを求められてきましたが、そのようにダイレクトにつなげなくてはならないという構えから自由になることができました。さらに、データを切り刻むのではなく、データの背後にあるものを読み取ろうとすることでその人全体を見ようとするという読みとりの実践を、ゼミでの指導を通して示していただきました。

二つめは、「看護師」として内面化している判断基準や倫理的構えを相対化する視点を学んだことです。これに気づかせてくれたのは、鈴木智道先生と中筋直哉先生です。

鈴木智道先生からは、無自覚なままに身についていた医療的枠組みを相対化する視点を徹底的に教えこんでいただきました。特に、衝撃的だったのは、毎年度半期の授業で行われたM・フーコーの文献抄読でした。これまで、『社会は防衛しなければならない』、『生政治の誕生』、『精神医学の権力』、『異常者たち』、『性の歴史Ⅰ 知への意志』、『監獄の誕生』、そして『処罰社会』を読んできました。これらの文献抄読を通して、「権力はミクロなレベルに張り巡らされていること」「言説を分析するとはどういうことか」「精神医療は人を社会にとって有用な存在に戻す制度である」といった見方を学びました。フーコーの文献を読むことは、これまでになかった発想を取り入れるという意味で視野が広がり面白い経験でもありましたが、「医療者としての自己」から元気を奪うようなしんどい体験でもありました。

中筋先生からは、過去の優れた文献の読解を通して、看護学研究とは異なる自由な表現があることを学びました。私なりの理解では、社会学における研究は、研究課題や対象に合わせた方法や記述の仕方を選択することが重視され、調査者の試行錯誤や創意工夫の余地が広くあるように感じました。とりわけ、中筋先生がご担当の「社会調査法」の授業で取り組んだものの中で、本研究の記述の仕方に影響を与えた文献は、中野卓『口述の生活史』、見田宗介『まなざしの地獄』、A・クラインマン『八つの人生の物語』などです。これらの文献では、一つの事例が、個人の歴史と社会の歴史を重ね合わせながら重層的に記述されていて、看護学で学んできた方法論、つまり、データを断片化してカテゴリー化するといった方法だけにとらわれずにいてよいことに気づかせてくれました。

三つめは、医療者がどのように社会学を用いたらよいかについての学びです。それに気づかせてくれたのは、指導教員である三井さよ先生です。

佐藤俊樹さんは、社会学の用い方の焦点は「常識をうまく手放す」ことであり、それは、いったん常識を「手放し」、その後、日常的な経験と大きな不一致の起きない範囲の常識的な考え方に「戻っていく」ことであると述べています（佐藤 2011）。前半部分の「常識を手放す」は、一つめの学びである「調査者としての自己を発見する」や二つめの「看護師として内面化している自己を相対化する」に当たるといえます。

三井先生には、後半の「常識的な考え方に戻っていく」部分、つまり、医療的常識をただ手放すのでなく、どのような地点に着地したら医療職の辺境にとどまっていられるかの試行錯誤に伴走していただきました。例えば、猪飼修平『病院の世紀の理論』などの文献を抄読する機会を作ってくれたことや、三井先生ご自身の著作や論文自体が「常識的な部分に戻っていく」ための指針となりました。

7　分析対象の拡大――「患者の語り」と「医療者としての自己」

医療とは異なる専門を持つ先生や大学院生との交流を通じて、看護師として内面化していた判断基準や倫理的構えを相対化できるようになるに従い、患者の語りがインタビュー当時とは異なったものとして見えてきました。そこで、修士論文での患者の語りにもう一度立ち返り、丹念にデータを見直す作業をすすめることにしました。すると、患者の語りの分析をするはずであったのが、「医療者としての自己」を問い直す作業に取り組むことになりました。さらに、本章の元になった修士論文執筆の前後の「精神科病棟」「デイケア」「訪問看護」「看護基礎教育」の現場で抱いていた漠然とした葛藤を言語化してみると、それらの葛藤が、修士論文でのインタビュー時の違和感と同一線上にあることに気づくようになりました。それらの葛藤とは、例えば、患者さんとのとりとめのない話に意味を見出せない不全感や患者を質問攻めにしてしまった後の後悔のことです。

そこで博士論文では、医療者は地域生活を送る患者の語りをどう聴いたらよいかという研究課題を設定し、修士論文のインタビューデータを再分析することにしました。再分析の方法は、看護学の研究者として分析した修士論文の語りをいったん解釈前の真っさらな調査データに差し戻し、調査者として再度読み直すという方法をとることにしました。さらに最終的には、慢性うつ患者の語りだけでなく医療者としての自己を分析対象とすることにしました。

このような経過から、本書では、臨床実践家としての筆者を「看護師」または「医療者」、看護学的な視点で修士論文に取り組んでいた筆者を「研究者」、社会学的な視点で修士論文のデータを見直している筆者を「調査者」と区別して表記しています。

本章では、地域生活を送る患者の語りを医療者が聴くという本書の問いがいかにして生まれてきたかをオートエスノグラフィーの観点から述べてきた。その際、筆者の経験が、当時の文化的・社会的な影響を受けつつも主観的で個人的なものであることに自覚的であるために、断定的な印象を避ける文体として敬体（です・ます調）を用いた。

第1章

先行研究の検討と研究方法

二〇一一年の看護学の修士論文のためのインタビューは、病院の場の論理と生活の場の論理が大きく異なっていることを痛感した経験であった。その時の地域生活を送る患者の話をいかに聴けなかったかという経験こそが、本書の問いに取り組む動機となっていることは序章で述べた。

三井さよによれば、病院という場は、問題解決のために高度にシステム化された場である。患者にとっては、退院という明確な出口があるために、いったん社会関係に区切りをつけ不自由な入院生活を引き受けることができる。他方で、生活という場は、患者にとって、人との関わりや仕事が切り離されずにあり続ける。そのため医療者は、病院とは異なる「生活の場の論理」に直面し、病院で培われた専門性の再構成が必要とされることが多いという（三井 2013, 2016）。

第1章では、患者の語りを聴くという問いを先行研究の中に位置づけ、本書ではどのような研究方法をとるかを述べる。具体的には、第1節で、病院から地域へ重心が移りつつある精神科医療をめぐる社会的背景を整理する。第2節では、先行研究との対話の成果を記述する。第3節では、第2章から第5章までで行う事例の再分析の概要を述べることとしたい。

1　問いの社会的背景――転換期の精神科医療

猪飼周平によれば、二〇世紀は、疾患の治癒を目標とする医療システムに対する社会的期待や信任の高い病院の世紀の時代であったが、二一世紀は、生活の質を目標とする地域包括ケアシステムの時代となり、医療システムはその下位に置かれる時代に移行している。そして、このような変化の根底を支えているのは、疾患を治癒することに最も価値を置く医学モデルから、個々の生活の質に重点を置く生活モデルへと、人々の価値が転換しているためだという（猪飼 2010）。

本節では、二一世紀に入ってからの精神科医療の変化を二つに分けて整理する。

第一の変化は、地域包括システム化の動きである。厚生労働省は、「精神障害にも対応した地域包括ケアシステム」を、精神障害者が地域の一員として安心して自分らしい暮らしができるよう医療、障害福祉・介護、住まい、社会参加（就労）、地域の助け合い、教育が包括的に確保されたシステムのことを意味するとしている（厚生労働省 2019a）。

厚生労働省によれば、精神障害者が地域生活を送るための仕組みの整備が考えられるようになったのは、一九九三年に障害者基本法が成立し、精神障害者が「障害者」として法律に位置づけられ

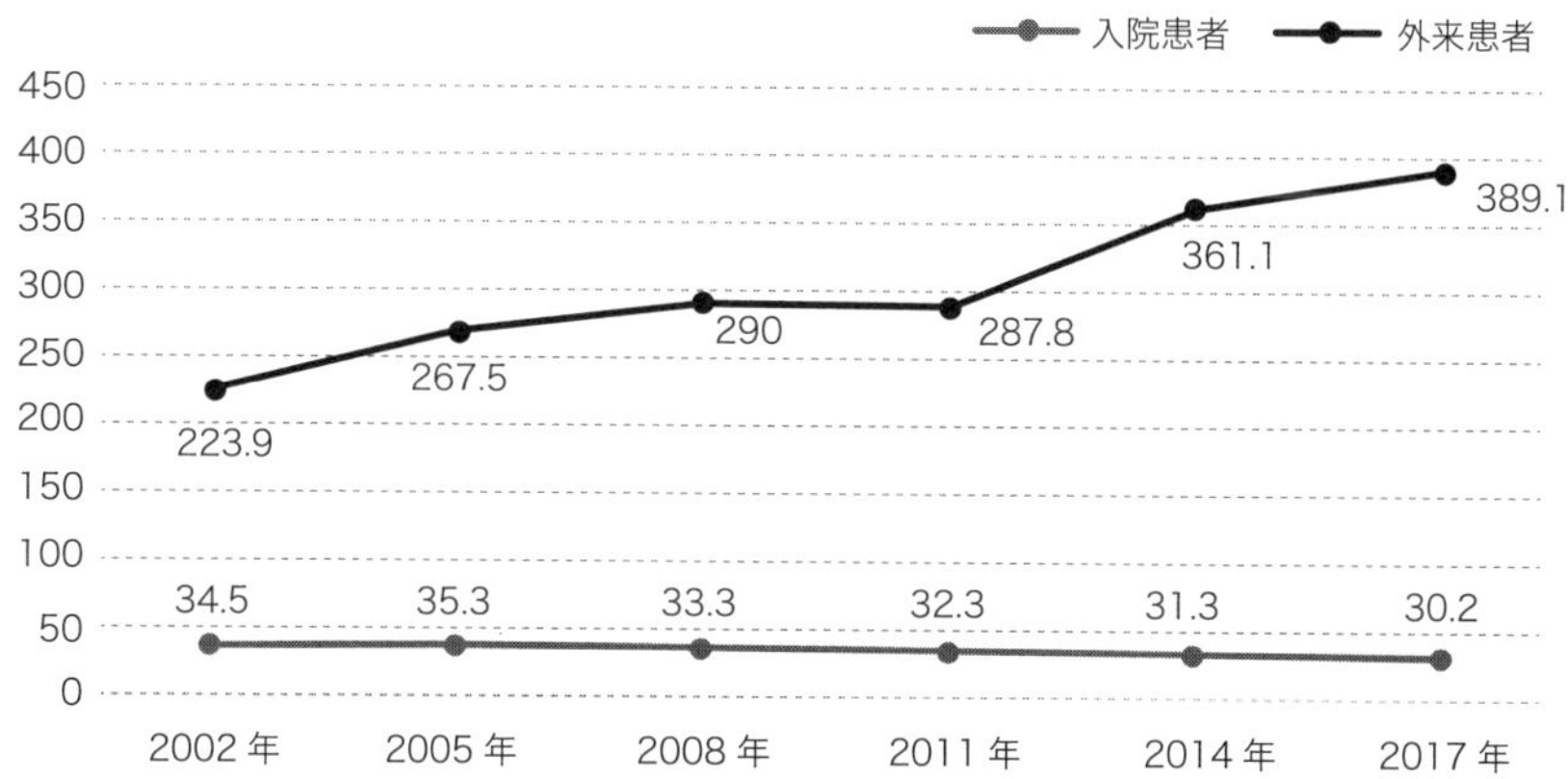

図1　精神疾患を有する総患者数の推移
厚生労働省（2019a:3）を元に作成、単位：万人

るようになってからである。前身の心身障害者対策基本法における「障害者」とは、身体障害者と知的障害者のみを指していたが、一九九三年の障害者基本法の成立を受けて、精神障害者が「障害者」に含まれるようになった。そして一九九五年には、精神保健法が精神保健福祉法に改称され、精神保健、精神医療、精神障害福祉のための特別総合法の体裁が整った。ところが、その後も入院精神障害者の地域移行はすすまなかったため、厚生労働省は、二〇〇四年に「精神保健医療福祉の改革ビジョン」において「入院医療中心から地域生活中心へ」という理念を明確にし、それ以降様々な検討会がその理念にそった政策を打ち出してきた。実際その成果は徐々に現れ、図1に示した通り、入院患者数は一五年間で一割減少（二〇〇二年三四・五万人→二〇一七年三〇・二万人）し、外来患者数は、一五年の間に約一・七倍増加（二〇〇二年二二三・九万人→二〇一七年三八九・一万人）している（厚生労働省 2019a)。

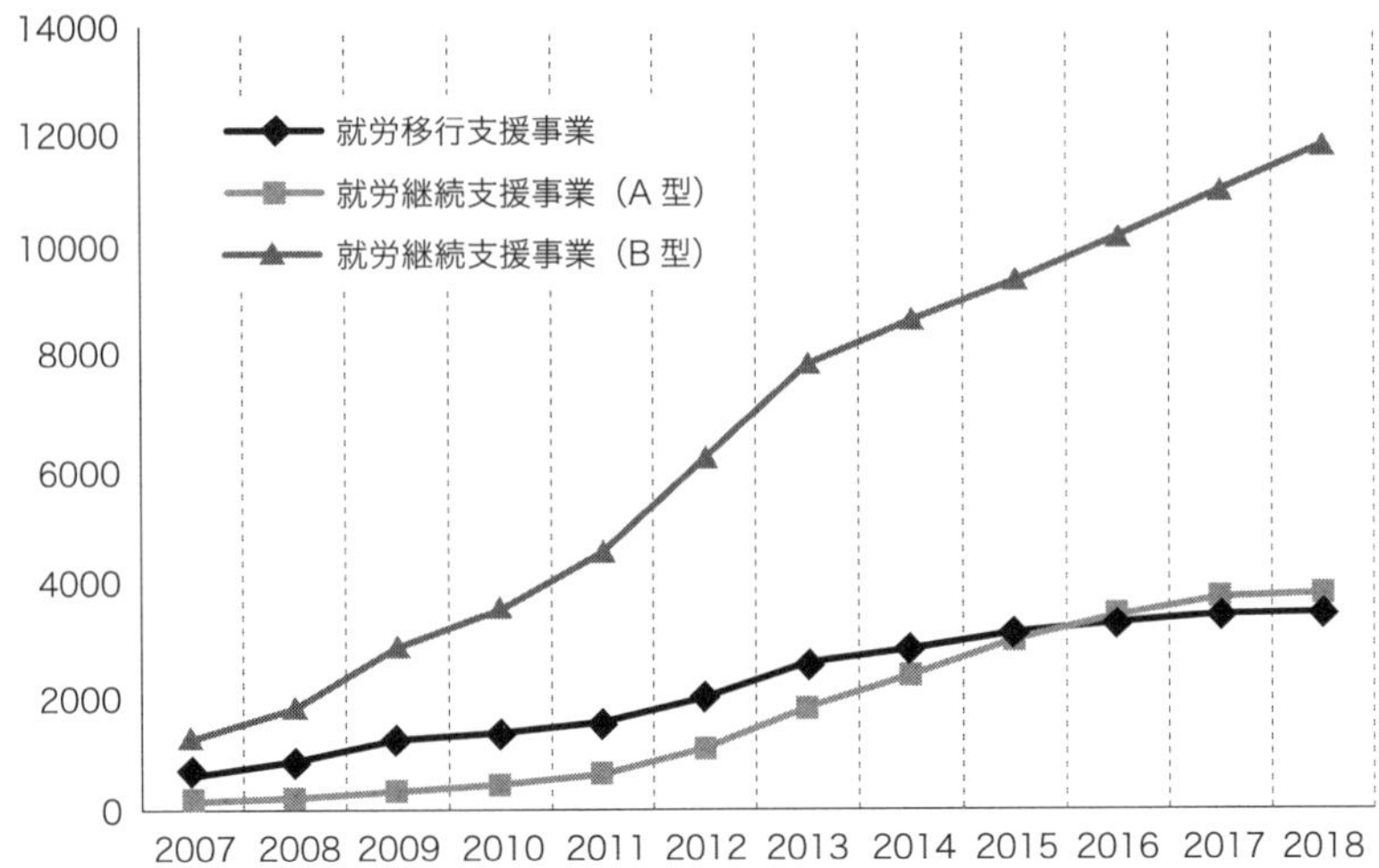

図２　障害福祉サービス事業所数の推移
厚生労働省（2018）を元に作成

　また、二〇〇五年には、障害者自立支援法（現在の障害者総合支援法）が成立し、精神障害者の福祉サービスの充実が図られるようになってきた。精神障害者の日中の活動を支える場は、障害者自立支援法制定以前は、精神障害者家族や民間団体を主な設立者とした精神障害者小規模通所授産施設と精神科医療機関の運営する精神科デイケアであったが、障害者自立支援法制定以降は、就労継続支援事業所を筆頭とした障害福祉サービスが主な担い手となりつつある（図２）。

　そして、二〇一九年には、「これからの精神保健医療福祉のあり方に関する検討会」において、「精神障害にも対応した地域包括シケアアステム」の構築を目指すことが新たな理念として打ち出されるにいたった（得津・吉川 2019）。ここで地域包括ケアの対象となっているのは、複数の複雑なニーズを持つ重い障害のある人たちである。

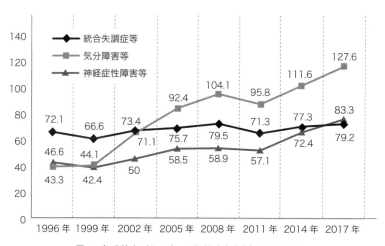

図３　気分障害（うつ病、双極性障害患者）の総患者数
厚生労働省（https://www.mhlw.go.jp/kokoro/speciality/data.html）を元に作成、単位：万人

具体的には、精神科病院に長期間入院しているような人たちや、医療以外にも様々な福祉サービスを利用し家族や周囲の人たちに支えられながら地域生活を送っている統合失調症を典型とする重度の精神障害を抱える人である（大島 2019）。

ここで注意が必要なのは、本節の冒頭で述べた猪飼のいう「地域包括ケア」概念とここでの「地域包括ケア」概念は指し示すものが異なる点である。猪飼の「地域包括ケア」概念は、重度障害者に限定された狭い概念ではなく、二一世紀という時代に進行している人々の価値観の転換（疾患の治癒から生活の質の向上）に伴う大きな流れを指し示しており、本書で「地域包括ケア」概念を用いる時は、猪飼のいう「地域包括ケア」を指している。

第二の変化は、うつ病を中核とする気分障害患者[1]の増加である。一九九〇年代後半から二〇〇〇年代にかけて、日本社会で人々の関心をひくようになった

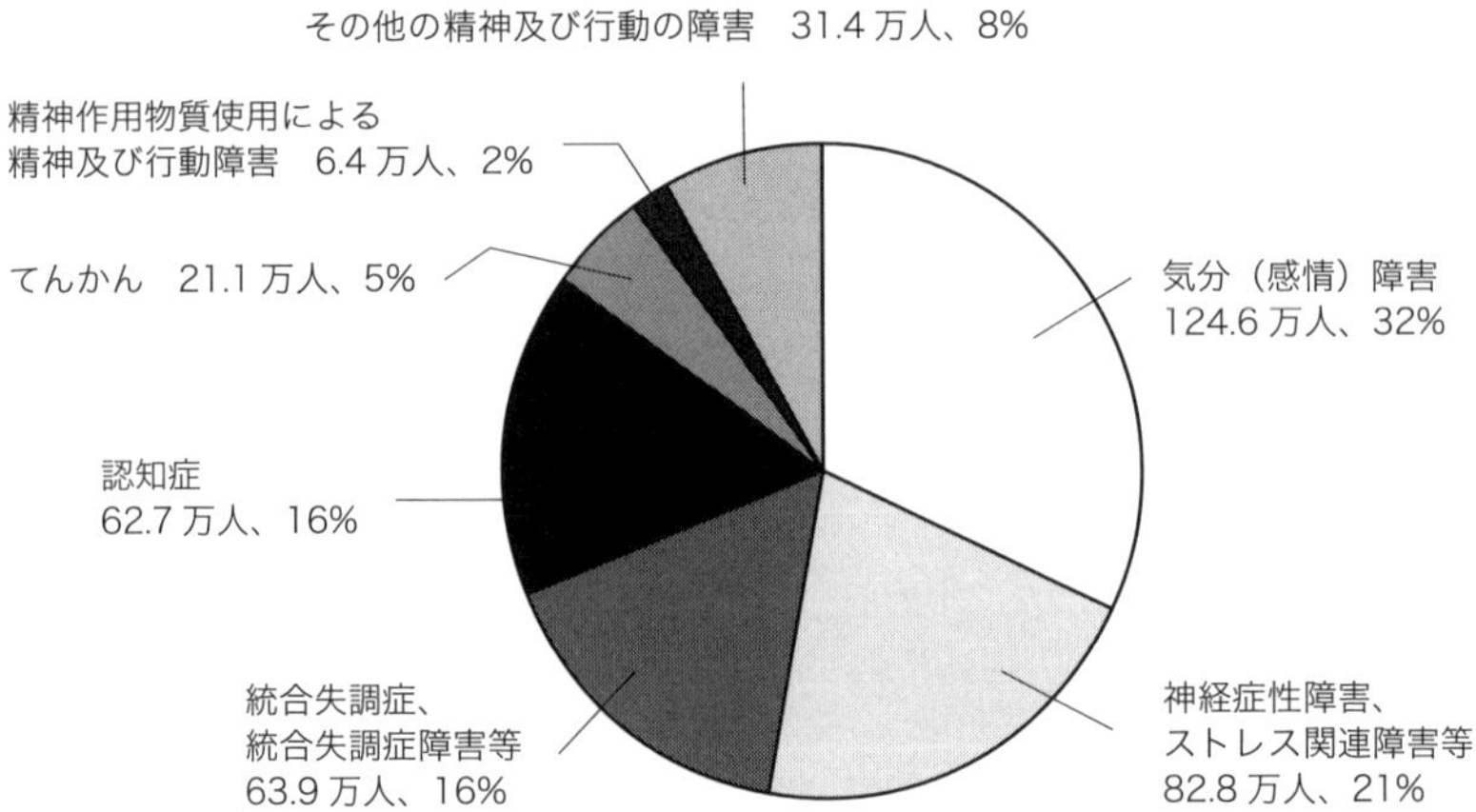

図４　疾患別の精神疾患を有する外来患者数（2017 年）
厚生労働省（2019a:4）を元に作成

精神疾患の名称は多いが、患者数の多さや、問題の拡がりという点で特に人々の注目を集めてきたのは、何といってもうつ病を典型とする気分障害患者である（佐藤 2013, 2019; 冨高 2010）。図３に示した通り、日本におけるうつ病など気分障害患者数は、一九九六年の時点で四三・三万人、一九九九年には四四・一万人とほぼ横ばいだったが、二〇〇二年に七一・一万人、二〇〇五年に九二・四万人、二〇〇八年には一〇四・一万人、二〇一四年になると一一一・六万人というように、二〇〇〇年代に入って著しく増加している（厚生労働省 2019a）。また、外来患者数全体に占める疾患別の割合は、二〇一七年には「気分障害」が全体の三二%を占めていて最も多く、続いて「神経症性障害、ストレス関連障害等」が二一%と続き、両者を合わせると五〇%を超えている（図４）。本書の調査協力者は、「気分障害」または「神経症性障害、ストレス関連障害等」のいずれかの診断に分類される患者である。

ここまでを整理すると、二一世紀の精神科医療の特徴は、第一は、統合失調症患者を主な対象とした重度の精神障害者が地域で生活できる仕組みが整いつつあること、第二は、うつ病患者を典型とする軽度の精神障害者が精神科医療の対象として視野に入ってきたことである。

ところが、序章の個人的経験から推察されるのは、医療者がその変化についていけていない可能性である。猪飼によれば、二一世紀は、疾患の治癒を目標とする病院中心の時代から、生活の質を目標とする地域包括ケアの時代に移行しているが、その地域包括ケアシステム下では、従来の医療領域に、生活の論理が流れ込むようになっているという（猪飼 2019:265）。このように、地域包括ケアシステム下では、医療領域に生活の論理が流れ込むようになっているにも関わらず、まえがきや序章で触れてきたように、医療者の専門性は、病院での実習や臨床経験で構成されていることが多いため、生活の論理とは異なる病院の論理で構成されているのが現状である。ここからは、二一世紀の医療者が、地域生活を送る患者をどのように理解し支援したらよいかという課題に直面していることが推察される。

2　先行研究の検討

ここまで、地域生活を送る患者の語りを聴くという問いが育まれた経緯（序章）とその問いが生まれた社会的背景（前節）について述べてきた。本節では、この問いに取り組むにあたって参照する先行研究を次の三つに分けて論ずる。

一つめは、「セルフケア論」である。セルフケア概念の新しさは、病気を管理する主体を医療者から患者へ移す発想を提示したところにある。看護職は、患者の生活の質の向上に寄与するために、看護学の基盤としてセルフケア概念を導入したが、元々の発想とは異なった内容の取り入れを行った。かつて取り組んだ修士論文では、看護職の用いるセルフケア概念を念頭に置きながら患者の語りを解釈していたことから、セルフケア概念にまず着目する。

二つめは、患者の意味付けに着目した「慢性疾患の経験研究」と「病いの物語論」である。慢性疾患の経験研究と病いの物語論は、慢性疾患患者が周囲の人々との相互作用を通してどのように生活世界を構築しているかに着目した研究群である。この慢性疾患の経験研究や病いの物語論で創出された概念は、患者の語りを患者（native）の視点から理解しようとするうえで有効な概念である。

三つめは、従来の医療的枠組みに批判的な視点を提供した「障害学」と「当事者研究」である。障害学も当事者研究も、医療の限界を乗り越えるために、医療的な発想とは異なるアプローチをとった。その成果は、医学モデルでは捉えきれない患者の苦しみを理解するための新たな視点を提供してくれる。

本節では、上の先行研究を概観する際に、二つの流れが交錯してきた歴史として捉えていく。その二つの流れとは、ひとつは、研究成果を医療的枠組みに「回収」しようとする流れであり、もうひとつは、研究成果を医療的枠組みに回収しようとする動きに「抵抗」しようとする流れである。

2-1　セルフケア論

一九七〇年代に欧米で生まれたセルフケア概念は、日本では一九八〇年代に注目されるようになった。セルフケア概念は、「自分で自分の健康問題に主体的に対処していく行動」を意味するが、「保健医療の需要者」「政府や行政」「医療者」といったそれぞれの立場によって意図するところが異なっている（園田 1989, 1992）。「保健医療の需要者」である当事者や患者は、医療的枠組みに対抗するためにセルフケア概念を提起してきたが、「政府や行政」および「医療者」というアクターは、患者や当事者の視点を自らの枠組みに組み込むためにセルフケア概念を活用してきた。以下では、「保健医療の需要者」「政府や行政」「医療者」のそれぞれが用いるセルフケアについて述べていく。

（1）保健医療の需要者が用いるセルフケア

一九七〇年代項より、保健医療の需要者によるセルフケアやセルフヘルプへの取り組みが、欧米で急速に高まった。その背景には、医学に関わる様々な情報がマスメディアを通じて流布されることで、一般の人々が健康や医療の知識を増大させる一方で、医療に対する疑問や懸念を抱くようになったことが挙げられる（山崎 2001）。また、市民権運動、女性権運動、消費者運動などの反テクノロジーや反権威的気運（一九六〇年代）を背景に自分で自分を守るという自己管理を要求する声が広がったことや、患者の権利宣言（一九八一年）にみられる自己決定権を重視する動きが台頭してきたことで、現行の医療に対して懐疑的になっていた人々は、健康増進、疾病予防、疾病管理を自分たちで積極的に行おうとする意識を強めた（西田 1995）。このように、セルフケアやセルフヘルプの動きは、医療的枠組みに対するオルタナティヴとして提起されてきた。

ここで、セルフケアとセルフヘルプという用語の違いについて整理しておきたい（伊藤 2009, 2013）。第一に、援助やケアの対象となる問題や目標の違いである。セルフケアは、慢性疾患や難病などを抱えた病者やその家族などが、長期にわたる疾患の治療や自己管理の知識や技術を身につけたいという具体的実践的な関心から出発していることが多い。それに対してセルフヘルプは、生活や人生全体にわたる病気や障害に伴う心理的・社会的適応・再適応の問題全体に関心が向けられている。第二は、取り組みの共同性の強さの違いである。セルフケアでは個人個人の取り組みが中心であるが、セルフヘルプは経験を共有し支え合うことを重視したグループとしての取り組みを指すことが多い[2]。

日本におけるセルフケアやセルフヘルプは、欧米のように患者や障害者や差別を受けてきた人々が主体的自律的に立ちあがって成立したというよりは、一部の医師や看護職、教育や福祉の専門職の人々が育み支えリードして生まれ育ってきたという経緯がある（園田 1992; 宮本 1993）。つまり、日本におけるセルフケアやセルフヘルプの実践は、専門職の支援によって支えられてきた側面があることが特徴的である。

（2）政府や行政の用いるセルフケア

政府や行政は、医療コスト急上昇の対応策として、医療・介護の公的サービスを補完することを目的に、セルフケア概念を用いてきた。ここでその具体例として、地域包括ケアシステムの「自助」と産業保健分野で用いられる「セルフケア」について概観する。

まず、地域包括ケアシステムの文脈で用いられる自助である。ここでの自助の概念は、セルフケア概念と類似している。政府や行政が用いる地域包括ケアシステムという概念は、二〇〇六年の介護保険法改正と合わせて打ち出されたものであるが、そのシステムを構成する四つの要素として「自助」「互助」「共助」「公助」が取り上げられてきた。日本の地域包括ケアシステムは、単に包括的なケアサービスを目指しただけでなく、介護保険制度の持続可能性を高めるための「自助」「互助」を重視するものであった点が重要である（松繁 2012, 2016）。

ここで、介護分野から精神障害分野の地域包括ケアに目を転じてみたい。『精神障害にも対応した地域包括ケアシステム構築のための手引き』では、「自助」「互助」「共助」「公助」の「四つの助が連動することが大切」と述べられ、それぞれに具体的な項目が列挙されている（表2）。本書のテーマに関連する自助の項目を見てみると、「セルフチェック」のような自分自身に対する働きかけ以外に、「適切な援助希求」や「自助グループにおける活動」といった他者への働きかけが含まれていることが分かる（厚生労働省 2019a）。

次に、産業保健分野で用いられるセルフケアである。厚生労働省（2019b）は、「労働者の心の健康の保持増進のための指針（メンタルヘルス指針、二〇〇〇年策定、二〇一五年改正）」において、「セルフケア」「ラインケア」「事業内産業保健スタッフ等によるケア」「事業場外資源によるケア」の四つ

表２　精神障害にも対応した地域包括ケアシステムを構成する４つの「助」

項目	意味	具体例
自助	自らの健康は自ら維持すること	・自身のメンタルヘルス ・障害理解の促進 ・セルフチェック ・適切な援助希求 ・自助グループにおける活動
互助	インフォーマルな相互扶助のこと	・住民同士の助け合い ・ボランティア活動 ・NPOや住民組織等の活動 ・ピアサポーターの活動
共助	社会保険のような制度化された相互扶助のこと	・精神科医療および身体科医療 ・介護サービス
公助	自助・互助・共助では対応できない状況に対し、所得や生活水準、家庭状況等の受給要件を定めたうえで必要な生活保障を行う社会福祉などのこと	・障害福祉サービス ・自治体による相談支援 ・関連する各種事業 ・人権擁護 ・生活保護 ・虐待対策 ・通報対応

厚生労働省（2019a:36）を元に作成

のケアを提唱した（表３）。ここでのセルフケアとは、労働者自身が自ら行うストレス管理を指す。具体的には、産業保健スタッフによる研修や教育を受けて、労働者が自らのストレスに「気づき」「理解」し、実際に「ストレスへの対処」ができるようになることを目指している。

産業保健分野における取り組みは、専門家と労働者との個別対面関係における治療や矯正というよりも、労働者集団や職場環境を対象としたリスクマネジメントという側面が強いことが重要である。そのため、産業保健スタッフには、複線的なメンタルヘルス相談サービスの仕組みを作ることと、様々な相談を内容に応じて適切なリソースに振るい分けるといったコーディネーターの役割が期待さ

表３　産業保健分野における４つのメンタルヘルスケア

項目	具体例
セルフケア	・ストレスやメンタルヘルスに対する正しい理解 ・ストレスチェックなどを活用したストレスへの気づき ・ストレスへの対処
ラインケア	・職場環境などの把握と改善 ・労働者からの相談対応
事業場内産業保健スタッフ等によるケア	・具体的なメンタルヘルスの実施に関する企画立案 ・個人の健康情報の取扱い ・事業外資源とのネットワークの形成やその窓口 ・職場復帰における支援
事業場外資源によるケア	・情報提供や助言を受けるなど、サービスの活用 ・ネットワークの形成・職場復帰における支援

厚生労働省（2019b:7）を元に作成

れている。また事業者には、労働者のセルフケアに関する教育研修の実施、情報提供、労働者が相談しやすい環境の整備が求められている（山田 2008）。

（３）医療者が用いるセルフケア

医療者がセルフケア概念を用いる場合、健康に向けた自己管理の能力、知識、技術などを患者に身につけてもらうという目的で使用されることが多い。これは、急性疾患から慢性疾患への疾病構造の変化によって、望ましい治療効果を上げるためには、患者や家族の積極的な協力が必要になったという背景がある（園田 1992）。

ここで、医療者が用いるセルフケアと似た概念である「セルフマネジメント」について触れておこう。松繁卓哉の整理によれば、セルフケアとは元々、健康と病に関する内容にとどまらず、社会全般における様々なケアを包摂し、インフォーマル／フォーマルの双方を包摂する概念であったのに対して、セルフマネジメントは、フォーマルサービスとしての保健医療体制の枠組みの中での、主として慢性症状への対処を目的とした概念であった。しかしその後、セルフマネジメント概念は、様々な批判的検討によって、より広がりのある概念へと変貌をとげつつあり、今日ではセルフケアとほぼ重なるものとなっている（松繁 2010, 2017）。

医療者のなかでセルフケアについて最も熱心に語っていたのは看護職であり、その代表格はD・E・オレムである（宮本 1996, 2017）。ここで、オレムがセルフケア概念を中核とした看護理論を体系化するにいたった歴史に触れておきたい（筒井 2015; George 2011=2013）。一九五〇年代以降、看護学では、医学とは異なる看護学独自の領域を模索する議論が盛んになった。具体的には、一九五〇年代に看護とは対人関係（相互作用）であるという「対人関係論」をベースとした理論が盛んになったが、一九六〇年代に入ると看護とは問題解決であるという考えのもとに「看護過程」という方法論が重視されるようになった。しかしその後、「対人関係」や「問題解決」は、人間の行動を理解するもので看護独自の機能でないという批判がなされるようになり、一九七〇年代以降、様々な看護理論が開発されるようになった。その看護理論のひとつが、オレムが体系化したセルフケア概念を核とした理論であった（南・稲岡 1987: 15-18; 小林ら 2009）。

オレムの看護理論の基本的な発想は、医療者がケアを施すという医療者主体の発想から、患者自身が行うセルフケアを医療者が支えるという患者主体の発想に変化させることにあった（勝又 1999, 2005）。オレムは、セルフケアを「個人が責任を持って行うものであり、自分の問題が何かを認識し、問題解決のための方法を考え決定し実行するという、自分の意思決定にもとづいた積極的な行動」(Orem 2001=2005; 金子 2004) と定義した。また、看護師と患者との間には特別な援助関係が必要であるとし、その援助関係には、「社会的関係」「対人相互関係」「技術的関係」の三つのレベルがあるとした。社会的関係とは、看護師の果たす役割が法的に明示されていることを意味し、対人相互関係とは、看護が情緒的な触れ合いのある相互的な人間関係をもとに患者のニードを満たす行為を指す。また、技術的関係とは、社会的関係と対人相互関係を基盤に意図的具体的な技術を提供することを示している (岡谷 2005)。

オレムの看護理論は、患者自身が行うセルフケアを看護師が援助するための枠組みという入れ子構造の側面があるため、看護師と患者の間に援助的な関係が成立しているか否かが重要である。本書のテーマの観点からいうと、オレムのいうセルフケア概念は、医療者と患者との援助関係を前提にしていることと問題解決に向けた行為であることの二点を含んでいることを押さえておく必要がある。

宮本真巳は、セルフケア概念の推移を次のように整理している。セルフケア概念が使われ始めたばかりの一九七〇年代には、患者が医師や看護師の「指示を遵守」して自己管理を行うという意味で、セルフケアの本質は「コンプライアンス」であるとされた。一九八〇年代に入り、医療者と患者の話し合いに基づいて一貫した自己管理を行うという趣旨で「アドヒアランス」の重要性が指摘され、一九九〇年代になると、患者の自立と主体性を尊重したセルフケアとして医療職と患者の対等な立場からの合意形成を重視した「コンコーダンス」の概念が提唱されるようになった (宮本 2015, 2016a)。

表4　精神障害者の地域生活におけるセルフケアの概念

属性	要素
生活の基礎を作る（ADL に該当）	精神症状の管理、健康管理、食事の管理、睡眠の管理、活動と休息のバランス維持
生活を営む（IADL に該当）	入浴・更衣・整容、掃除・洗濯、整理整頓、ゴミの処理、買い物、交通機関の利用、公共機関の利用、社会資源の活用、時間管理、物品管理、金銭管理、安全管理・危機管理、援助希求行動
生活の質を充実させる（SFA に該当）	余暇を過ごす、外出、収入を得る、コミュニケーション、対人関係の開拓・保持、ストレスコーピング、自己コントロール

山下真裕子（2017）を元に作成

このように、セルフケア概念の内実は徐々に変化していることが分かる。他方で、実際の援助場面でのセルフケア概念は、専門職の指示や指導を患者がどの程度守り従うかというコンプライアンスという発想の延長線上にとどまっていると指摘する見方もある（園田 1992）。

ここで、医療者が指し示す精神障害者のセルフケア能力とは具体的に何を意味するかを整理しておきたい。表4は、精神障害者の地域生活におけるセルフケア概念を、「生活の基礎を作る」「生活を営む」「生活の質を充実させる」の三つの要素に区別したものである。一つめの「生活の基礎を作る」とは、食事、睡眠、精神症状、健康を管理し、活動と休息のバランスを維持することで、日常生活動作（ADL）にほぼ該当する。二つめの「生活を営む」とは、家庭内での個人衛生、生活環境の調整、生活資源（金銭、時間、もの）の管理に加え、他者に助けを求める援助希求行動が含まれ、手段的日常生活動作（IADL）に該当する。三つめの「生活の質を充実させる」とは、自己の感情や行動を管理すること、他者との交流や活動を通じて生活の質を充実させるための行動を指す。これは、社会参加し、主体的に生活を切り開き、かつ利用できる社会資源を積極的に活用するなどの社会生活力（SFA）に該当する（山下 2017; 奥野 2020）。

ここまで医療者が用いるセルフケア概念の内実について振り返ってきたが、本書のテーマとの関連で重要なことは、医療者が用いるセルフケア概念は、患者のセルフケアが上手くいっているか否かを、医療者が判断するための基準として用いられていることである（本庄 2015）。

（4）小括

保健医療の需要者によって生み出されたセルフケア概念の元々の発想は、病気や生活の管理の主体者を医療者から患者に転換させようとした点にあった。ところが、政府や行政及び医療者が用いるとその本来の発想から離れていく。具体的には、政府や行政が用いるセルフケア概念は、医療コストの抑制や労働者集団に対するリスクマネジメントの一環としても用いられるため、個人が主体という側面が薄れている。また、医療者が用いるセルフケア概念は、援助関係という枠組みの中で活用されるために、患者本人が主体的に決定して管理するという側面とは別に、医療者が患者をリードしていくという側面が色濃く残っている。このように、政府や行政及び医療者が用いるセルフケア概念は、病気や生活の管理の主体者を医療者から患者に転換させようとした元々の発想とは異なっている。

本書では、保健医療の需要者によって用いられてきた元来の発想に基づいたセルフケアを患者視点の〈自己管理〉とし、医療者によって用いられてきたセルフケアを医療者視点の「自己管理」と区別して用いる。また、本書は、「セルフケア」「自助」「セルフヘルプ」「セルフマネジメント」といった用語を、自己管理という用語に統一して用いることとする。その理由は、「セルフケア」「自助」「セルフヘルプ」「セルフマネジメント」といった用語は、健康・医療・福祉といった文脈で用いられることが多いのに対して、自己管理という用語は、健康・医療・福祉以外の文脈でも用いられるために、価値中立的な語感をもっていると考えたためである。

2-2 慢性疾患患者の経験研究と病いの物語論

ここでは、一九八〇年代以降、当事者の経験に焦点を当ててきた医療社会学と医療人類学分野の知見である、慢性疾患患者の経験研究と病いの物語論を取り上げる。これらの研究群に共通しているのは、患者の視点に立つことを助けるための有用な概念が生み出されてきた点である。

(1) 慢性疾患患者の経験研究

慢性疾患が患者や家族などの周囲の人々に及ぼす影響に着目した研究として、A・ストラウスらによる『慢性疾患を生きる』(Strauss et.al 1984=1987) がある。ストラウスらは、「慢性疾患を持って生活する」際の医療的側面ではなく社会的心理的側面を強調し、病いに直面していても、なんとか普段通りに生きようとしている人々の日常生活を考察対象とした。そして慢性疾患患者は、日常生活で出会う問題に対処するための「戦略 (basic strategy)」を発展させる必要があるとした (Strauss et al. 1984=1987: 21-22)。

さらに、ストラウスらは、「ワーク」概念を析出した（Corbin & Strauss 1985a; Corbin & Strauss 1985b）。T・パーソンズの病人役割論に従えば、人は社会の中で病気であるとみなされれば、通常の役割を免除され回復に向けて治療に専念することになるが、慢性疾患の場合には、いつ回復するかという予測がたちにくくそもそも回復が望めないこともある（高城 2002）。そこで慢性疾患患者は、療養をしつつ健康な人と同じ役割期待を果たすために、患者やその家族、友人、同僚、医療従事者といった周囲の人々が行う生活上・人生設計上の調整が必要になるという。それをストラウスらは「ワーク」と呼んだ（中川・黒田 2010:15）。

ワークは、主に次の三つに区別される（Corbin & Strauss 1985a; Corbin & Strauss 1985b; 崎山・三井 2000; 内田 2015）。一つめは、自身の状況に即した形での疾患コントロールを示す「病のワーク」（illness work）である。症状制御や危機的状況の予測、療養法の管理を指す。入院中であれば医療スタッフに任せていたものでも、自宅では患者本人やその家族が中心になって行わなければならない。二つめは、日常生活を送る中で社会的な役割の遂行をコントロールすることを示す「日常生活のワーク」（everyday work）である。例えば、家の掃除や補修、食料の補給、健全な家計維持、請求書の遅滞なき支払い作業等である。三つめは、疾患によって様々な影響を受ける中で、過去・現在・未来の自己像を捉え返し、自己像の再編成をコントロールしていく「生活史のワーク」（biographical work）である。

このように、慢性疾患患者は、健康な時と同じ役割期待に応えるために、日々の生活の中でこうしたワークを行っているが、これらのワークは患者だけで行えるわけではなく周囲の協力が必要である。したがって、患者が何らかの理由で病気のことを周囲に告げていない場合や、周囲の人々に病気の深刻さを理解してもらえない場合など、他者からの協力が得られない時には、患者は苦しい状況に置かれることになる（中川・黒田 2010: 15）。

ストラウスらの研究成果は、一九九二年に、看護ケアに必要なエッセンスを集めて再構成され、『慢性疾患の病みの軌跡』（Woog 1992=1995）として発表された。その後、「病みの軌跡」理論に基づく看護モデルは、世界中の看護師に知られるようになった（内田 2015: 81）。病みの軌跡理論では、病状の経過とそれに関連して変化するワークを指して「病の軌跡」と呼び、慢性疾患患者は、疾患が長期にわたるために、病の軌跡を管理（trajectory management）することが必要であることが強調された（崎山・三井 2000; 内田 2015）。病の軌跡には、前軌跡期、軌跡発症期、クライシス期、急性期、安定期、不安定期、立ち直り期、下降期、臨死期といった九つの局面があるが、局面間の移行は、悪化に向けて一方的に進むのではなく、各局面を行き来するという。患者や周囲の人々は、どのようなワークを行うのがよいのかその都度考え判断することになるが、それぞれの局面をどのように管理するかによって、病の軌跡は変わっていくという（中川・黒田 2010:16; 鷹田 2012）。

上で取り上げた「戦略」「ワーク」「病の軌跡」といった概念は、患者視点で患者の語りを理解しようとするときに視野が開けて有用なものである。ところが、患者の語りを実際に分析しようとするときに、「ワーク」や「病の軌跡」は、概念区分が細かすぎるために適用することが難しい。例えば、患者にとっては、「病のワーク」をすることが、「日常生活のワーク」にもなり「生活史のワーク」でもあって、個々のワークは明確に区別できるものではなく、混然一体としてなされるものだからである。

そこで、本書での患者の語りの解釈の際には「戦略」概念を用いる。戦略概念を用いるのは、それぞれの患者に特徴的な主体性を捉えるのに適合的な射程を持つ概念と考えるからである。

（2）病いの物語論

医療者と患者のコミュニケーションのあり方に鋭く光を当て、その後の研究や臨床に大きな影響を与えた著作に、医師であり医療人類学者のＡ・クラインマンによる『病いの語り』（Kleinman 1988=1996）がある。

慢性疾患においては、生物医学的な根本的解決策がないだけに、病気を治すのではなく、病気とともにどう生きるかが主題となる。そのため、その人がその病気をどのように経験し、どのように思い悩み、どうしたいと思っているのか、その人の内面的な世界に分け入り、その世界を理解することの重要性が医療者に問われるようになった。ここでの重要なキーワードは「病い」（illness）である（江口 2015, 2019）。病気の生物医学的側面を表す「疾患」（disease）に対して、「病い」は病気の社会文化的、主観的側面に注目する。疾患とは、もっぱら生物学的な視点から構成された現実を指すのに対して、病いは、病者とそれを取り巻く人々が、症状や苦しみをどう受け止め対処し生きていくかの経験の総体を指す。当然のことながら、疾患を語る医学の言葉は病いの経験全体を包摂することができない。

このように、クラインマンは、疾患と病いという区別を立てたうえで、「治療者が病いを疾患として作り直すことによって、慢性的な病いの経験にとって本質的な何ものかが失われ、臨床的関心の対象として正当に認められることも、治療的介入を受けることもなくなる」（Kleinman 1988=1992:7）のだと論じ、医療者と患者のコミュニケーションの齟齬のからくりを指摘した。そして、患者の物語に耳を傾け、病いの経験がもたらす個別の意味を共感的に理解するための分析枠組みとして、「説明モデル」や「ヘルスケア・システム」といった概念を創出した。説明モデルとは、「なぜ病気になり、その病気はいかなるメカニズムで成立し、どのような治療法で対処され、いかなる予後が規定されるのかについて、一貫した理解を提供するものであり、加えて、誰が治療の対象として病んでいて、誰が治療者であるのか、病状のうちのどの部分に本体があるのか」を説明する枠組みである（Kleinman 1980=1992: 114-128; 東畑 2017: 33）。また、ヘルスケア・システムとは、病者が自らの心身の不調を意味づけて対処したり治療者の援助を求める際に、社会や文化が提供する体系全体を指す。具体的には、「民間セクター（popular sector）」「専門職セクター（professional sector）」「民俗セクター（folk sector）」の三つの場に分かれる（Kleinman 1980=1992: 25-75）。

論点の先取りになるが、精神疾患患者にとって、「説明モデル」や「ヘルスケア・システム」を構築することは極めて重要である。なぜなら、精神疾患患者は、周囲の人から偏見を持たれ体面を傷つけられる機会が多いため、「周りに病気をどのように説明したらよいか（「説明モデル」の構築）」、「どの人なら味方になってくれそうか（「ヘルスケア・システム」の構築）」が、喫緊の課題として立ち現れてくるからである。これが、本書でクラインマンの「説明モデル」概念と「ヘルスケア・システム」概念に着目する理由である。

クラインマンの研究を契機にその後、病むという経験へと具体的に接近していくための回路として、「ナラティヴ（物語、語り）」という概念に注目が集まった（野口 2009, 2018）。ナラティヴ（物語、語り）という概念を手掛かりに現象に迫る方法を総称してナラティヴ・アプローチという。ナラティヴ・アプローチは、医学、看護学、臨床心理学、社会福祉学などの臨床領域で幅広く取り入れられた。ナラティヴ（物語、語り）とは、一人ひとりの人間が、自分の生活、自分の人生を、時の流れの中で捉え返し、これを意味づける重要な形式である。ナラティヴ・アプローチには、問題の外在化[3]、無知の姿勢[4]、リフレクティング・チーム[5]という様々な実践がある（野口 2018: 198-202）。

他方で、ナラティヴ・アプローチのなかにも、医療的枠組みに回収される流れに抵抗した研究者に医療社会学者のA・フランクがいる。フランクは、自らの睾丸がんや心臓発作などの重篤な病気の経験を記述し反省的な考察を加えた『からだの知恵に聴く』（Frank 1991=1996）を執筆後、様々な病いの語りをどのように聴いて解釈すべきかを探求した。その成果が『傷ついた物語の語り手』（Frank 1995=2002）である。

フランクの狙いは、病いの物語を医療者の認識体系の中に統合して、治療行為のためのよりよい指針を提供することにあるのではなかった（Frank 1995=2002: 276）。フランクは、自身の病いの経験に根差しながら、病む人自身の病いの経験は医学の提示するストーリー以上のものであり、「重い病いを患うということは、海図と目的地を喪失することである」と述べた。病いは人々の士気・意欲・欲望を削ぐが、語るという営みは、欲望を取り戻し、生活を方向づけ、生きようとする力の回復に決定的な形で関わってくるという。そして、これまで人々は、自らの苦しみの経験に言葉を与える権利を医療者に「譲り渡し」ていたが、今や人々は、自らの病いの体験の中に医学の視点には回収しきれない意味が含まれていると感じ、「自分自身の苦しみがその個人的な個別性のうちに認識されていること」を「再請求」するようになっているという。フランクは、このように病む人の声が聴こえるようになった社会のあり方を「脱近代（ポストモダン）」と呼び、病いの経験とその意味を医療の言語に委ねることを「語りの譲り渡し」とみなし、臨床という文脈の外にこそ、「語りの臨床に固有の領域」が見いだされると主張した。さらに、病者の語りを「医療者 - 患者関係」の枠組みの中に回収しようとすると、医療的判断に貢献しない物語は、単純に「聴き流されてしまうか」「ただのおしゃべりと扱われる」とした。また、病者の物語は、病む人々が患者という存在ではなくなったところにこそ「その人たちの生の道徳的な次元を開示する」と主張し、物語の聴き手には道徳的人間であることを求めた（Frank 1995=2002: 275-286）。

（3）小括

ストラウスとクラインマンに共通しているのは、患者の主体性に着目したことと、彼らの研究成果が医療に大きな影響を与えたことである。

ストラウスは、慢性疾患患者は、健康な人と同じ役割を果たすために戦略を発展させる必要があるとし、そのひとつとして生活・人生設計上の調整を意味するワーク概念を析出した。その後、ストラウスらの研究成果は再構成され、病みの軌跡理論として看護に導入され、慢性状況にある患者の病状の過程を位置づけて援助する際の医療的枠組みとして広く浸透した。ただし、本書で患者の語りを実際に読み直す際には、ストラウスのワーク概念や病みの軌跡理論は、概念区分が細かすぎて実際の語りを分析する際には適用が難しいことがわかった。

クラインマンは、病いと疾患を区別したうえで、病いの経験を理解するための道具立てとして説明モデルやヘルスケア・システムという概念を創出した。そして、クラインマンが先鞭をつけた病いの物語という視点（ナラティヴ・アプローチ）が示していたのは、語り手は、バラバラに存在する断片的な過去の事象を抽出し、今ここの場の目の前にいる聴き手に向かって、その事象群をつなげて自分の人生を時の流れの中で捉え返すという発想である。

他方で、フランクは、ストラウスやクラインマンとは一線を画し、患者の語りが医療的枠組みに絡めとられることを批判し、物語の聴き手には道徳的な人間であることを期待した。

以上の先行研究を踏まえて、本書では、医療者としての自己から一旦離れ、患者の視点への変更を迫る道具立てとして、ストラウスの戦略概念（第2章）、クラインマンの説明モデル概念（第3章）とヘルスケア・システム概念（第4章）を用いる。これらの概念を用いるのは、医療者であれば、疾患による言動と捉えがちなものを、患者は今の状況を何とか打開しようと試行錯誤を重ねているのだと捉え返すことを可能とし、さらに、本書の慢性うつ患者の語りを分析する際に、広すぎず細かすぎず、適合的な射程を持つ概念であったからである。

また、本書では、フランクのいうような物語の聴き手に道徳的人間であることを期待する立場はとらない。しかし、病いの体験の中には医学が提示するストーリーを超えた意味が存在するために、患者の語りを医学的枠組みに回収することに抗おうとするフランクの立場は支持する。

2-3 障害学と当事者研究

ここでは、医療社会学や医療人類学とは異なったアプローチで、慢性疾患患者や障害者の経験に迫った研究として、障害学と当事者研究に触れておきたい。

（1）障害の「社会モデル」

障害学は、医療のみに還元されない社会文化的要因を考慮に入れた学際的研究で、障害を個人的で否定的なものとして捉える見方に挑戦するものであり、一九九〇年代にイギリスやアメリカで生まれた（星加 2007; 杉野 2007; 榊原 2016, 2019）。障害学は、一九七〇年代から世界の各地で広まった障害者本人を中心とした運動を背景に、障害という問題を障害者側でなく排除してくる社会の側の問題だと捉え返し、障害の「社会モデル」と総称される考え方を生んだ。また、社会モデルは、狭い意味での医療批判ではなく、市場経済システムや福祉国家システムを射程に入れた発想である。つまり、市場経済システムでは、障害という言葉自体が労働者としての能力の欠如を主に示す言葉となり、福祉国家システムでは、ある特定の人たちを障害者と名指すことによってはじめてサポートを用意するというように、障害学は捉える（三井 2018a: 119-120, 2018b, 2018c）。

社会モデルの基本的な発想は、障害者や周囲の人たちが経験する障害を、社会的な障害（ディスアビリティ disability）であると捉えるところから始まる。障害者の器質的な特徴（インペアメント impairment）は、それ自体としてはニュートラルなものであり、それが否定的な意味をもつのは、現在の社会のありようゆえだという（三井 2018a: 119, 2018b, 2018c）。

障害をディスアビリティとインペアメントに区別する視点は、疾患が重度か軽度かによって、生きやすさが決定するわけではないという見方をもたらす。つまり、疾患自体に障害があるのではなく、社会とのコンフリクトによって障害や生きづらさがもたらされるという社会モデルの視点は、精神医療において比較的軽度とみなされるうつ病患者の疾患が、統合失調症に比べて疾患が軽度であったとしても、それゆえの困難がありうるという視点を生み出す。

秋風千惠によれば、ディスアビリティの中で、最も下げやすいものは物理的障壁であり、最も下げにくいものは意識上の障壁である。そして、インペアメントとディスアビリティとは連動しないために、意識上の障壁や社会通念が与える視線によるディスアビリティは、インペアメントが重度であろうと軽度であろうと共通して存在しているという。つまり、障害が重度か軽度かに関わらず、当事者は自己の価値を剥奪される痛みを経験しており、自身の存在を証明する努力を要するという。さらに言えば、そのような努力が要求されるのは、価値を剥奪するかもしれない他者との接触、つまり社会に出ていける位置にあることが必要になるため、社会に参加する機会を奪われやすい重度障害者よりも周囲からできない人という視線にさらされる機会のある軽度障害者であるという（秋風 2013: 168-169）。

医療者は、医学モデルを手放すことはできないため、「患者が直面している苦悩は疾患ではなく社会に由来するもの」という障害の社会モデルの発想に全面的に依拠することは難しい。さらに、障害学に対しては、「身体的な痛みのような社会が変化しても解決しない問題が残るのではないか」「患者が抱える曖昧さや多様性を捨象してしまうのではないか」という疑念や批判もある（星加 2013）。しかし、患者が直面している苦悩は社会に由来するものと捉えることによって、患者の語りが理解しやすくなるのもまた事実である。つまり、障害の社会モデルは、医療者が依って立つことのできる基盤とはなりにくいが、患者の語りを理解する際に有用な発想を提供してくれていることは間違いないだろう。

（2）当事者研究

当事者研究は、北海道浦河町にある精神障害者のコミュニティーである「浦河べてるの家」で二〇〇一年に始まったセルフヘルプの試みとしての回復の方法であり支援の方法である（浦河べてるの家 2002,2005; 石原 2013）。熊谷晋一郎の整理によれば、浦河べてるの家が長年挑戦し続けてきたのは、精神障害者の手に「当たり前の苦労」を取り戻し、症状の有意味性を再確認するという極めてシンプルなことであった。当事者研究が生まれた背景には、一部の苦労、たとえば周囲の人には聞こえない声が聞こえるといったものは、それを表現するや否や隣人と分かち合うことが困難な病理とみなされ、病院などの特殊な空間で扱われてしまうために、当事者が隣人とともに苦労の解釈や対処法を編み出すという当たり前の作業を奪われ、専門家に丸投げせざるを得ない状況に置かれていたことがある（熊谷 2017: 2-9）。

東畑の整理によると、当事者研究は、当事者運動と自助グループの二つの系譜が合流するところに成立したという。前者はたとえば脳性まひのような身体障害をもった当事者が、生活をしていくうえで自分に必要な支援は自分で決めるという立場に基づいてなされた運動であり、後者はアルコールや薬物の依存症者が回復のために、病者同士で集まり、自分たちで語り合うという実践のことを指す。この二つの共通点は、専門家の世界の外側で、専門家に抗して行われた点である。当事者運動は、専門家が支援やサービスのありかたを決めるということに抗して行われたものであり、自助グループは専門家による援助の限界を前に、当事者たちが自分たちの力で生き延びるために始めたものである。つまり、当事者研究は専門家の世界の外部から立ち現れ、専門性なるものに対峙し、病理・健康・治療という専門家が占有していた諸概念に対してオルタナティヴな選択肢を示そうとした実践であると整理することができる（東畑 2019）。

当事者研究では、自らが抱える問題に名前をつけて仲間に公開し、仲間とともに共同研究を行うことで、ひとりで問題に立ち向かうのではなく、みんなで問題に立ち向かう共同性を作っていく。重要なことは、当事者研究が、医療の場ではなく生活の場でなされる点である。当事者研究の仲間たちは、本人がどういう問題で苦労しているかを、研究を通じてお互いによく知っているため、本人の能力やスキルが仮に変わらなくても、周囲の認識が変わることで事態が変わる可能性がある。このように、当事者研究は、仲間とともに問題が検討されることで抽象化の契機を孕むものである（野口 2018）。

当事者研究は浦河べてるの家で始まったが、当事者という言葉の歴史はもう少し古く、最も身近な人々である家族や支援者、治療する専門家にも決して代弁できない本人の意思があるということを表すために使われるようになったという（熱田 2013:76）。ここからも推察できるように、当事者研究は、そもそも専門家が提供する言葉では語れないことを、自分たちで語ろうという学問に対する対抗的な性質をもつものだった（熱田 2013:78）。

それが現在、当事者研究は、専門家の注目を集めるようになり、その動向を無視できないという動きが生まれている。例えば、『臨床心理学』誌は、「みんなの当事者研究」（二〇一七年）、「当事者研究と専門知」（二〇一八年）、「当事者研究をはじめよう」（二〇一九年）というタイトルで、三年連続で増刊号を発行しているが、そこでの執筆者には、障害当事者だけでなく、医師や臨床心理士といった専門職が軒並み執筆陣として名前を連ねている。また、日本統合失調症学会などで当事者研究のセッションが行われていたり、二〇一五年四月には東京大学先端科学技術研究センターのバリアフリー領域に当事者研究分野が設置されるなど、精神医学やアカデミックな領域で当事者研究は広がりを見せている（石原 2016, 2018）。そのような広がりに対して、当事者研究という看板を学者が掲げるのは、やっと専門家と区別された当事者の声をもう一度かき消してしまうことになりかねないと指摘する声もある（熱田 2013: 76-77）。

（3）小括

障害学が示してきたのは、障害をディスアビリティとインペアメントに区別し、障害を個人の不全とみる見方から、社会によって作られているものとみる見方への転換である。その転換によって、個々人の苦悩や困難を、大局的な文脈のなかに位置づけ、社会通念や制度などによってどのように形成されているのかを探るという視点が生まれた。

また、障害をディスアビリティとインペアメントに区別することによって、医学モデルでは捉えきれない軽度障害者の苦しみを理解することが可能となる。本書で重要となってくるのは、差別偏見という意識上の障壁によるディスアビリティは、障害が重度か軽度かに関わらず当事者に同じ痛みを与え、しかも、社会に出ていける位置にある軽度障害者のほうが重度障害者より自身の存在価値を証明する必要性に迫られるという発想である。

ただし、障害の社会モデルの「患者が直面している苦悩は、疾患由来ではなく社会由来である」という考えは、医療モデルを採用する医療者が全面的に依って立つことは難しい。しかし、患者の語りを理解する際に有用な視点を提供してくれることは間違いない。

当事者研究が示してきたのは、当事者が、医療の場で奪われてきた「当たり前の苦労」を自らの手に取り戻すために、生活の場での経験を重視したことである。当事者研究は、元来、専門家が提供する言葉では語れないことを自分たちの言葉で語ろうという学問に対する対抗的な性質を持つものだったが、現在は、当事者研究を無視できないという専門家の動きが活発になっている。

ここで、当事者研究の知見からみえてくる本書の位置づけを整理しておきたい。本書の調査協力者は、当事者研究と言い切れるほど自らの経験を整理して語ってはいないが、自分自身の生活を自らの手に取り戻そうと格闘している点は、当事者研究と志を共にしているといえるだろう。また、本書は、一般的な意味での当事者研究とは言えないが、看護師自身の当事者研究という側面を持っている。つまり、本書は、患者の語りを理解するために、患者の視点に徹底して立つという方法をとったが、その結果、看護師としての調査者自身を振り返ることになった。そういう意味では、本書は、調査者自身を対象とした当事者研究と捉えることも可能である。さらに本書は、医療者が患者の語りを理解するためには、医療者自身もまた当事者研究の対象となりうることを示唆している点で、当事者研究の概念を広げる可能性を持っている。

2-4　患者の主体性の発見と医療的枠組みへの問い

本節では、医療者が患者の語りを捉えるために蓄積されてきた知見を整理してきた。本節でとり上げてきた「セルフケア論」「慢性疾患患者の経験研究」「病いの物語論」「障害学」「当事者研究」はいずれも、患者（当事者）の主体性を医療者（専門家）から取り戻そうとする試みであったとまとめることができるだろう。さらに、それぞれの成果を、医療が自らの枠組みの中に取り入れようとしている点でも共通している。

具体的にみていくと、セルフケア概念とは、病気や生活の主体者を医療者から患者へ転換させる試みであった。しかし、政府や行政及び医療者によってセルフケア概念が用いられると、その本来の意図が変質した。

慢性疾患患者の経験研究と病いの物語論では、患者の視点にたって病いの経験を理解しようとするが、それらの研究成果である病いの軌跡論などは、医療実践の中に取り込まれた。

障害学と当事者研究は、いずれも専門家に対抗する運動で医療へのインパクトは大きかった。障害学は、障害を構築する起点が本人でないところにあるとして医療モデルを批判し、当事者研究は、医療者から奪われた当たり前の苦労を当事者自身に取り戻そうとする動きであった。

本書では、医療に取り込まれる前の患者（当事者）の主体性を捉えようとした研究群の発想に忠実に従いながら、データに当たっていく。もっというと、データを理解し分析する際に、医療にどのように役立てられるかということはひとまず考えず、患者は何を語っているのかという理解に注力する構えを堅持する。このような構えをとるのは、医療者であった筆者が、患者の話を医療的枠組みに馴染む形に変形して理解しがちであることや、「患者に害を与えてはならない」等の内面化されている専門職倫理に囚われていることに反省的になることができると考えるからである。

3　再分析の概要

第2章以降で、二〇一一年のインタビューデータの再分析を行うが、本節では、再分析の対象と方法を述べる。

3-1　再分析の対象

再分析の対象となる調査協力者は、うつ症状が慢性化しているために精神科に通院している患者六名である（表5）。

調査協力者の選定は、精神障害者のためのセルフヘルプ・グループの代表者を通じて、グループメンバーに調査の主旨や方法などを投げかけて募集するという方法をとった。その結果、代表者を通じての調査協力の申し出が六名の方からあった。

調査方法は、半構造化面接法とし、①発病のきっかけと現在までの経過、②回復に影響を与えたと思われるエピソード、③病気になって変わったことや工夫していること、④現状の位置づけと今後の見通しについて、の四項目を中心に自由に語ってもらった。

インタビュー調査は、二〇一一年四月から八月にかけて一人一回ずつ行われ、調査時間は一人あたり八九分～一八五分であった。

表５　調査協力者

	年齢	性別	診断名	初診時期	最初の専門職	通院歴
Ａさん	50 歳代前半	男性	うつ病	1990 年代後半	医師	13 年
Ｂさん	—	—	うつ病	1980 年代後半	医師	—
Ｃさん	30 歳代後半	男性	うつ病	1990 年代後半	医師	15 年
Ｄさん	50 歳代前半	女性	うつ病	1990 年代前半	医師	19 年
Ｅさん	20 歳代後半	男性	双極性障害Ⅱ型	2000 年代前半	医師	8 年
Ｆさん	40 歳代前半	女性	不安障害	1980 年代後半	臨床心理士	11 年

ここで特記すべきことは、筆者が調査協力者として当初想定していたのは、「うつ病」という精神科診断を受けている者であったにも関わらず、実際に応募があった調査協力者は、「うつ病」の診断を受けていた者が四名（Ａさん、Ｂさん、Ｃさん、Ｄさん）、「双極性障害Ⅱ型」の診断が一名（Ｅさん）、「不安障害」の診断が一名（Ｆさん）であったことである。つまり、ＥさんとＦさんは、「うつ病」と診断されていたわけではなかったが、自らの疾患を「うつ（病）」と自己規定していた[6]。また、調査協力者が最初に援助を求めた専門職の職種は、Ｆさんのみが臨床心理士であり、他の五名は医師であった。

調査協力者には、次のような倫理的配慮を行った。まず、研究の目的・内容、参加の任意性と拒否の保証、プライバシーの保護、データの保管・処分方法について口頭および文書にて説明し、同意と署名を得た。また、インタビューは調査協力者の希望する場所で行い、インタビュー内容は、調査協力者の許可を得たうえで、ＩＣレコーダーに録音し逐語録を作成した。さらに、調査協力者には、本書の元になった論文冊子を郵送または手渡しし、語りの掲載の許可を得た。なお、次章以降、逐語録からの引用は、調査協力者の語りの冒頭には【】（例えば、Ａさんの語りであれば【A－1】という表記をする）、調査者の発言は（　）、調査者の補足は〔　〕、省略は……で示すこととし、さらに個人が特定されないようにデータを匿名化または一部変更して使用した。

また、元の論文を書籍化するにあたり、Bさん以外の五名の協力者とは再コンタクトがとれ、語りの使用許可を再度取ることができたが、Bさんのみ消息がつかめず、語りの再使用許可を得ることができなかった。そこで、本書では、Bさんのまとまった語りは掲載せず、再分析の結果の要約を示すのみとした。

3－2　再分析の流れ

インタビューは、Aさん、Bさん、Cさん、Dさん、Eさん、Fさんの順番で行ったが、本書における再分析は、六名の語りのなかでも筆者が違和を強く抱いたものから取り組んだ。具体的には、一番目にCさん（第2章）、次にBさんとEさん（第3章）、三番目にAさん、Dさん、Fさん（第4章）の順に行い、最後に、六名の患者の語りとうつ病言説との関係（第5章）について検討した。

Cさんの語りの再分析を最初に試みたのは、六名の語りのなかで最も理解に苦しんだからである（第2章）。Cさん以外の五人の調査協力者の語りは、自分自身の健康問題に必死に対処しようという切迫感がひしひしと伝わってくるものだった。ところが、Cさんの語りは、インタビュー当時、うつにまつわる苦悩の責任すべてを、友人や医療者といった他者に転嫁しているように聴こえ、筆者に疑問を抱かせ理解に苦しむものだった。

次に、再分析を試みたのは、BさんとEさんの語りである（第3章）。インタビュー当時、BさんとEさんの語りは、家族や友人だけでなく医療者にも頼ろうとせず、できうる限り自己対処で凌ごうとしていたように聴こえた点で共通していた。二人の語りは、「もっと医療者に頼って正確な知識を得られていれば、うつが慢性化せずにすんだのではないか」「今からでも何かできることがあるのではないか」といった歯がゆさや焦りを筆者に感じさせたために、Cさんの語りほどではないが、彼らがなぜそのような行為を選択したのかに疑問を抱かせるものだった。

三番目に、Aさん、Dさん、Fさんの語りの再分析に取り組んだ（第4章）。この三人の語りは、Cさんの語りのように無責任に聴こえたわけでもなく、BさんとEさんのように自己対処に頼りすぎているように聴こえたわけでもなかったが、今ひとつ腑に落ちないものがあった。その違和感の由来は、BさんとEさんとは逆に、専門職や身近な人に頼りすぎているように聴こえたために、「もう少し自力で対処できるのではないか」「医療者に依存しすぎているのではないか」と筆者に疑問を感じさせたことから来ていた。

第2章から第4章までで六名の語りの再分析を一通り終えたところで、調査協力者が社会の中に生きているという当たり前のことがみえてきた。つまり、本書の調査協力者は、一九九〇年代を中心に精神科診断を受け、二〇一一年にインタビューに応じてくれた患者たちで、うつ病言説の増大と混乱の真っただ中を経験した人たちであったということである。そこで第5章では、うつ病言説と調査協力者の語りとの関係に着目し、慢性うつ患者が、社会に流布しているうつ病言説をどのような仕方で参照しながら自らのうつを位置づけていたのかを検討した。

3-3　再分析の方法

クラインマンは、病気を疾患（disease）と病い（illness）とに二分する視点を導入し、後者の病いを、患者（当事者）によって内側から経験されたものと定義したことは、先行研究の検討でみてきた。

第2章から第5章までの再分析では、慢性うつ患者の病いの経験の理解を試みたうえで、患者視点の〈自己管理〉と医療者視点の「自己管理」の特徴を検討するという方法をとる。それらを踏まえて、終章では、医療者が地域生活を送る患者の語りをどう捉えたらよいかについて考察をしていく。

岸政彦によれば、質的調査の目的は、「他者の合理性の理解」である。他者の合理性とは、一見すると不合理な行為選択の背後にある合理性やもっともな理由のことを指す。つまり、他者の合理性の理解とは、調査協力者が自分の生きる世界、自分とその周囲の状況について、どのような認識を持っているか、そしてその認識に立脚して、何を大切に思い、何を目指して生きているか、そのために具体的に何をしようとしているのかといったことを、調査協力者とのコミュニケーションを通じて、調査協力者自身も十分には自覚していないレベルまで踏み込んで再構成していくことをいう（岸ら 2016: 27-35; 稲葉 2019）。それを踏まえて本書では、患者によって内側から経験された病いの理解のために、調査協力者の行為の合理性を理解しようとする構えで、患者の語りの再分析を行う。

具体的には、患者の病いの経験にアプローチするために、ストラウスの「戦略」（第2章）、クラインマンの「説明モデル」（第3章）と「ヘルスケア・システム」（第4章）といった社会学や人類学で創出された概念を用いることとする。もう少し言うと、戦略概念は「目の前の苦しみをどうするか」、説明モデル概念は「自分の苦しみをどう位置付けるか」、ヘルスケア・システム概念は「個々の戦略を全体としてどのように位置付けるか」に焦点を当てることで、慢性うつ患者の病いの経験を捉えることを手助けしてくれると考える。さらに、調査者の先入見や偏見から可能な限り自由になるために「何度も読み返す」ことと「アイデアを出し続けていく」という構えでデータに当たるという方法をとった（水野 2000）。

■注

1　松本卓也の整理によると、気分障害は躁うつ病とうつ病の両方を含む概念である。精神医学の診断の体系をつくったE・クレペリンは、一八九九年に、躁うつ病とうつ病を一つの同じ疾患単位として提唱した。その後、H・アキスカルは双極性スペクトラムという概念を提唱し、躁うつ病とうつ病を連続した病態として捉え、クレペリンの考えを継承した。他方で、最新のＤＳＭ－５が採用しているのは、躁うつ病とうつ病は異なる病気だとする考え方である。その考えでは、躁うつ病とうつ病は、遺伝子の影響（躁うつ病のほうがうつ病より遺伝子の影響が大きい）と発症年齢（躁うつ病は一〇代後半から二〇代前半くらいに発症するが、うつ病は二五歳以降）が明確に異なるということを根拠として両者を区別している（松本 2018a, 2018b）。

2　セルフヘルプ・グループとは、従来の専門的治療や援助の枠の外側にできた、何らかの問題や目標を抱える当事者グループのことをいう。ただし、多くのセルフヘルプ・グループは、仲間同士によるメンバーシップや運営にこだわりながらも、専門家とのつながりにも開放的な部分を有している（伊藤 2013）。

Ｍ・ホワイトとＤ・エプストンは、「人と問題を分ける」ことを提唱する。そして、その人がその問題によってどのような影響を受けてきたか、また、その人がその問題の存続にどう影響を与えてきたかに焦点を当てる。こうすることによって、その人の中に内在する問題（＝病理）をいかに治療するかではなく、その人を苦しめている問題を対象化してそれといかに闘っていくかに課題が転換する。これを「問題の外在化」という（野口 2002）。このとき、医療者は人の内部にある問題を診断し治療するという治療者の役割から、人が問題と闘うのを助ける支援者の役割へと転換する。もうひとつ、ホワイトらの実践で重要なのが「物語の共著者」という考え方である。精神科を訪れる人はなんらかの物語に呪縛されてそこから脱出できずに苦しんでいる。そうだとすれば、回復は、人を支配し抑圧する物語（ドミナント・ストーリー）から脱して、より生きやすい新しい物語（オルタナティブ・ストーリー）を作っていくことで実践されると捉える。ここでの医療者は、一方が他方を指導する関係ではなく、共同して物語を探索し創造していく平等な関係であることが求められている（野口 2018: 199-200）。

無知の姿勢とは、Ｈ・アンダーソンとＨ・グリーシャンによって提唱された精神科面接の新しいあり方である（野口 2002）。患者がどのような恐ろしい世界を生きているかについて医療者は本当は何も知らない無知の状態にある。だから、患者に教えてもらうしかない。専門家は確かにたくさんの専門知識はもっている。しかしそれは疾患についての知識であって、患者が生きる世界すなわち病いについては何も知らない。病いと疾患の区別はこのような新たな医療者－患者関係を作り出す。ここには病いについては患者に教えてもらうしかないという民主的な関係が生まれている（野口 2018: 200-201）。

リフレクティング・チームとは、Ｔ・アンデルセンらによって生み出された精神科面接の新しい方法である（Andersen 1991=2015）。専門家同士の話し合いを家族に観察してもらい感想を言ってもらう方法が、リフレクティング・チームである。観察者と面接室の関係を逆転させ、さらに、その逆転を何度か繰り返していく（矢原 2016）。この方法が意味しているのは、専門家が家族より一段上にいて治療や指導をするという従来の前提（ワンアップ・ポジション）を放棄することである。まさしく平等性を空間的に構造化したものであり、平等性を担保するためのコミュニケーション・デザインといえる。また、家族が専門家に対して意見や感想を言う機会を保障するという点で民主化も果たされている（野口 2018: 201-202）。

6

　医師は、診察を行う際、まず症状や検査所見などを把握し、それらの経過や組み合わせにより、病名診断にいたる。ただし精神科では、症状と病名診断との間に状態像という中間概念を挟み込むことが多い。このように、「症状名」「状態像名」「病名」は異なるレベルの概念を指す用語である（鍋田 2012; 中井・山口 2004）。うつ病関連の日本の医学用語は、症状名には「抑うつ気分（あるいは単に抑うつ）」、状態像名には「抑うつ状態（うつ状態）」、病名には「うつ病」という用語を伝統的に当ててきた。そのため「うつ」は、症状名、状態像名、病名のどの概念レベルで使われているか不明確になりがちなので、病名呼称としても病名呼称以外でも、医学用語としての使用は避けるべきであるとされている（日本うつ病学会用語検討委員会 2013）。まえがきで述べた通り、本書では、患者が「うつ」という用語をどう意味づけているかが主要なテーマのひとつであるので、医学用語としての狭義の使用法にとらわれず、広くあいまいに捉えている。

第2章

自己対処も援助希求もせず無責任に聴こえた語り

本章では、インタビュー当時、すべての調査協力者の中で最も理解に苦しんだCさんの語りを取り上げる。Cさんの語りは、自分自身の健康問題を他人事のように話し、身近な人や医療者を批判する内容が多かったために、自らの責任を放棄しているように聴こえた。また、自分で何とか対処しようとしたり、自分から周囲に助けを求めようとすることを諦めてしまっているようにも聴こえた。そのためインタビュー当時、その語りをどのように捉えたらよいのか全く糸口がつかめなかった。別の言い方をすると、Cさんの語りは、当時の筆者には、フランクのいう秩序不在の「混沌の物語（chaos narrative)」として受け取らざるを得ず、医療者としての存在意義を問われるような経験であった。

岸らによれば、私たちの社会は、複数のお互い矛盾するゲームが同時に行われているが、私たちはしばしば、そのうちのひとつのゲームしか見ようとしない。ところが実はそこには別のゲームがその場で作動していて、一見不合理な行為を選択しているとみえた他者は、別のゲームに参加していることがよくあるという（岸ら 2016: 31-32）。

そこで本章では、ストラウスの戦略概念を手がかりとしながら、当時の筆者からは読み取ることのできなかった、Cさんが参加していたゲームがどのようなものであったかを理解しようとする視点から、Cさんの語りの再分析を行うこととする。

1 分析視点：ストラウスの「戦略」

ストラウスは、医療施設外での日常生活における病いに着目し、慢性疾患を持って生活する際の医療的側面ではなく社会的心理的側面を強調し、病いに直面していても、なんとか普段通りに生きようとしている人々の日常生活を考察対象とした。そして慢性疾患患者は、日常生活で出会う問題に対処するための戦略（basic strategy）を発展させる必要があり、その戦略の多くは「家族や友人、時には知人や他人の助力を求めるもの」だと述べている（Strauss et al. 1984=1987: 21-22）。また、牛山美穂は、文化人類学における「戦術」概念が、社会システムに従いながらも、何とか自分たちにとって利益になるように働きかける、肯定的かつ能動的な存在としての人間像を描き出すために用いられてきたことを指摘している（牛山 2006）。ここで牛山が述べている戦術概念は、ストラウスの戦略概念と重なる部分が大きいといえるだろう。このように、ストラウスの戦略概念には、周囲の人間との関係における患者の主体性や能動性を肯定的に捉えやすいという特徴がある。

本章では、インタビュー当初、自己対処も援助希求もせず無責任に聴こえ「混沌の物語」としか映らなかった語りを、Cさんが置かれた状況のもとで、何を問題とし、どのような戦略を講じていたかという視点で読みなおし、Cさんの語りはどのような物語であったのかの理解を試みる。そのうえで、患者視点の〈自己管理〉を見出し、医療者視点の「自己管理」と比較することで両者の間のズレを明らかにし、医療者が患者の物語を聴き損じてしまう理由を考察する。

2 事例の再分析

2-1 調査協力者の概要

Cさんは、三〇代後半の男性であった。インタビュー当時のCさんは、精神科通院歴が一五年間に及び、六人目の精神科医にかかっていた。また、当時は無職で両親と三人暮らしであった。「月に一度はライブをやっている」という音楽活動は、かつて「インディーズで、全国に流通されていた」というほど本格的なものである。インタビュー当時も月に一度のライブ活動をこなしていた。Cさんは、二二歳で大学卒業後、雑誌編集社に就職したものの「パワハラ」にあい、入社後しばらくして「眠れない」「落ち込む」「死にたい」という異変が起きたため、知人のすすめで精神科を受診したという。薬物による治療を開始したが「睡眠薬は効いたが、日中の処方箋は全然効かなかった」と話す通り、「落ち込み」や「死にたい」といった気持ちが改善しなかったため、入社八ヶ月後に雑誌編集社を退職することになった。その後も、いくつかの仕事にチャレンジしたが、どの仕事も長く続けることができず、精神科初診から六年後の二八歳時に、「もう駄目だって感じになって」自殺未遂行為に至ったという。

Cさんの語りには二つの特徴があった。一つめの特徴は、語り口である。インタビュー中Cさんは、「私」「自分」「僕」が主語とならない表現、例えば「誰も自分をフォローできなかった」「僕の歌はうつ病を持っている人には結構響くみたい」というような表現を繰り返し使っていた。また、まるで他人に起きた出来事を語るように、自殺未遂時の様子を淡々とした口調で語っていた。つまり、Cさんの語り口には、判断や責任の主体としての自己をあいまいにするような表現を使うという特徴があった。二つめの特徴は、話のテーマである。他の調査協力者と比較して、医療について触れる語りの量が圧倒的に少ないうえに、語られる医療に関する内容は「薬」に集中していた。その背景には、Cさんが「薬」以外の治療アプローチを極端に嫌っていることがあった。

2-2 うつに関する主治医との意味づけのズレ

(1)「働くのは無理」と思い知らされる体験

インタビューの冒頭、Cさんは「うつ」発症の経緯を次のように語った。

【C-1】会社ですごいパワハラにあって発病してしまったんですけど、[雑誌]編集社で一日二〇回以上も怒鳴られるっていう日々があった……大学の時に手痛い失恋みたいのがあって、人間が信じられなくなっちゃったという伏線があるんです。それが、その［雑誌］編集社に入って、完全に耐えきれなくなって、［うつが］出ちゃったって感じ。だから、徴候は一九歳の時くらいからだったんですけど……その時にはなんとか耐えてがんばったんですけど、［雑誌］編集社に入ったら我慢が限界という感じで。

Cさんは、失恋体験による人間不信をうつの「伏線」と位置づけ、その後のパワハラをうつの「発病」のきっかけと捉えている。つまり、「うつ」の発症を失恋やパワハラといった周囲との人間関係と関連づけていた。Cさんは、パワハラを受けた雑誌編集社を辞めた後、パワハラのない人間関係を求めて、「日雇いの肉体労働のアルバイト」を経て、障害者雇用の制度を使ってＩＴ会社に就職した。

【Ｃ－２】［ＩＴ会社は］結構皆が助けてくれまして「とにかく君を回復させたい」ってことで、「あんまり自分を責めないように」ってこと、何度も言われて……なんとかC君を立ち直らせたいという一心で、あたたかく配慮してくださっているんですけど……月曜日になると、どうにもだるくてしょうがないとか、もろに出ちゃって。土壇場になって行けませんみたいなこと、結構あって。会社の方も親会社があるんですけど、親会社の方から「ちょっとあんまり不定期な社員がいるとよくないから」ってことで、「もしこういうことが繰り返されると、これ以上うちとしても契約は難しい」って言われて。あの時たぶん「頑張ります」と言えば、契約続けられたんでしょうけど、これ以上迷惑かけられないなと思って、自分のほうから辞めますっていう風になったんですけど……ここまで配慮ある会社勤めを勤まんないんじゃや、会社員無理だなって感じで……障害者雇用だと週四以上で募集ってなっていたんですけど、「週四で八時間以上はできるだろう」と思っていたら、結局できたのが週四で三時間半。「あー、やっぱり無理だったのか」みたいな感じで。

Cさんは、職場の人間関係に恵まれさえすれば働くことができると思っていたが、パワハラとは無縁のＩＴ会社での勤務も欠勤が続いてしまい、「これ以上迷惑はかけられない」と退職を決断した。これらの就労の失敗体験を通して埋め込まれた「働くのは無理」という意識は、その後のCさんの物語全体を強く規定していくものとなった。

（2）主治医との「うつ」治療の認識のズレ

Cさんは、精神科医療とのつき合いを次のように語った。

【C－3】精神科医や「精神」分析に詳しい先輩から、それ「不眠・落ち込み・自殺念慮のこと」は病院に行ったほうがいいと言われて。それで行くようになったんですけど、S病院ですね。あそこに行ったら、「典型的なうつ病と不安神経症だ」って言われて。薬をもらうようになって、それが初めてだったんですけど、主治医と合わなくなったりとか、すごい病院も転々としてという感じで。

それで自殺未遂を［した］。S病院に行った後で、Tクリニックっていうところに行って、U病院ってところも行って、三つ行っていましたね。結構その三つの［病院の］先生がきついこと言う先生で。（きついことってどんなことですか?）まあ、「もっとがんばれ」っていうことですよね……落ち込んでいるのに、とにかく「気の持ちようだ」みたいなことを言われちゃって。U病院の方は、［医師から親に対して］「もういい加減働かせましょうよ」みたいな感じになって、うちの親ももう、僕の症状、目の当たりにして見ているんで、「働かすとは本人には言えない」って……医者は、「単なる薬で治すうつ病とは違う」と言ってるもんですから、あんまりころころそんなに頻繁に薬を変えてもらえない［ことが不満］。

この語りには、Cさんと医療者との間にうつ治療に関する齟齬があったことが示されている。Cさんは、精神科医に、「病人」と認定してもらうことで、「働けない」ことに関する「正常な社会的役割の責務の免除」[1]（Parsons 1951=1974: 432）を求めていた。それに対して主治医である精神科医は、Cさんに「典型的なうつ病と不安神経症」[2]という診断ラベルを付与して、治療を始めた。不安神経症というラベルは、病気の原因を身体的要因でなく、心理的要因に求める旧来型の診断名である。このことは、精神科医が、Cさんの「うつ」を「薬で治すうつ病と違う」と薬物治療の効果に懐疑的な発言をしていることからも分かる。そして、精神科医は、薬物治療の効果が十分に現れないことがはっきりすると「もっとがんばれ」「働かせましょう」という言い方で正常な社会的役割の責務の遂行を求めるようになった。

このように、Cさんは、正常な社会的役割の責務の「免除」と薬物療法によるうつ治療を医療に求め、主治医は、正常な社会的役割の責務の「遂行」と心理的アプローチこそが、Cさんのうつ治療には必要と考えていた。そのためCさんは、うつ治療に関する両者の認識のズレが顕在化する度に、「転院」という形で関係を断つようになった。

2-3 「分かってくれる人／分かってくれない人」に二分化する戦略

(1) うつラベルを示す戦略の失敗

Cさんは当初、周囲の友人たちに「うつ」であることを隠さずに伝えるという戦略をとっていた。なぜなら、「働くことができない」のは、やる気や性格の問題ではなく病気が原因であることを理解してもらえると考えたからである。

【C-4】友達からは、目が全然変わったって言われて。学生の頃の雰囲気が全然ないって言われて。「うつ」であると告げると」友達は単純に偏見があったんで、減りましたね。「がーっ」と。人間関係でひいちゃう人も。一斉に「ざーっ」とひいちゃったって感じで。自分としても、やっぱり分かってくれない人に、分かってもらおうというのも無理かもしれないなと最近思うんですけど、それまでは「なんとか分かってくんねーかな」と思ってたんですけど、やっぱり分かってくれない人は分かってくれないんだなって感じで。そこら辺は、もう開き直っている感じなんですけど。「[友人に]うつ病と不安神経症だ」って言ったら、なんかちょっと。その時、私も若かったものですから、若気の至りで、いろいろ電話とかしたらすぐ、なんだかんだ言って病気に結びつけられちゃって。「なんかCはおかしい」みたいな感じになっちゃって。そうですね、その話がやっぱ、私からじゃなくて、口コミでどんどん伝わっていって、だんだん話が大きくなっちゃって、「もう関わらないほうがいい」みたいな感じでしたね。

Cさんは、友人らにうつラベルを示すことで、無職であることを理解してもらい「現在の社会的関係をできるだけ損なわないように維持し、アイデンティティへの悪影響を防ぐ」(Strauss et al. 1984=1987: 94)ことができると考えていた。しかし、Cさんの意図とは裏腹に、多くの友人はCさんを「怠けている」「甘えている」とみなし、「もう関らないほうがいい」と距離を置くようになった。

このように、周囲の人たちが精神科診断ラベルをどう意味づけるかは、伝えた本人の意図に関わらず、受けとった相手に全面的に委ねられてしまう。精神疾患に馴染みがうすい友人たちは、うつラベルを伝えられても、どのように意味づけていいのか分からず、「否定とレッテル貼り」(Scheff 1966=1979: 81)という反応、つまり「Cはおかしい」というレッテルを貼り、「もう関わらないほうがいい」という否定的な反応を示した。また、Cさんが「なんだかんだ病気に結びつけられちゃって」と語っているように、「病気でない人は(中略)症状を必要以上に一般化しやすい(tend to overgeneralize）」（Strauss et al. 1984=1987: 106）ため、周囲の友人らはCさんの言動の多くをうつに関連づけて否定的に理解したようである。

（2）「正論」を浴びるという体験

次の語りは、周囲の人がCさんのうつを理解する難しさを示している。

【C－5】自分の好きなことに関してはよくなっているんですけど、前々からあまり好きじゃないことに関しては、完全に停滞している感じで。おとといライブだったんですけど、その翌日はほとんど寝てる。もう寝っぱなしみたいなものだったんですけど。母から本当に極端だって言われて。前の日はあんだけライブやっといて、次の日はもう寝たきりで。睡眠剤も飲まないで眠れたんですね、珍しいことなんですけど……［友人から］「薬飲みすぎなんじゃないの」って言われても、やっぱりそうは言ってもというところもあるし。あとは、「睡眠薬飲んでいる」って言ったら、「人間は三日もすれば自然に眠くなるからそれに任しとけ」みたいなことを言われたこともあって……理屈では分かるんだけれども、自分でできること、できないことっていうのがありまして。理屈で分かってちゃんと行動できる時もあるんですけど、「理屈は正論だけれど、無理だよ」っていうのも。さすがにこれだけ長い年数病気やっていると分かってくる。

Cさんのうつは、「好きなことはできるが好きでないことは停滞している」状態であるという。そのうつを、周囲の人間が病気によるものと納得することは難しかったようである。そのため、一部の人たちは「正論」という形でCさんに率直な考えを浴びせるようになる。

例えば、「薬を飲み過ぎなんじゃないの」という周囲の人の発言からは、Cさんの自己管理の欠如こそが働けない原因ではないかという疑念が指し挟まれていることが伺える。これは、ストラウスが「慢性疾患の病者なら誰しも、病状のアセスメントが自分と自分以外の人とで食い違うという経験をしているはず」(Strauss et al. 1984=1987: 110)と述べていることと同様のことを意味していると言えるだろう。しかし、身近な人の「正論」や「アセスメント」は、Cさんの側に「分かってもらえない」というさらなる落胆や諦観を招く結果で終わってしまう。

(3)「分かってくれない人」をシャットダウンする戦略

Cさんは、身近な人から浴びせられる正論から自分を守るために、身近な人を「分かってくれない人」と「分かってくれる人」に区分し、「分かってくれない人」との交流を「シャットダウン」するようになった。

【C－6】交友関係がどうしても狭くなっちゃうんです。自分からシャットダウンしちゃう交友関係があるんで。(シャットダウンする、しないの見極めは?)単純にやっぱ、言動で。やっぱり甘えているとか、そういう風な判断を下した友人、知人とはこっちからもシャットダウンして、逆にフォローしてくれてる人たちには、純粋にそれを信じて連絡をとりあっているみたいな感じ……この人には分かってもらえないようだから、ごまするんじゃないんですけど、愛想よくすることもないよみたいな感じ。この人は分かってくれるから、ちょっと大切に……もう十何年もこの病気にかかっていると、「この人には分かってもらえないだろうな、この人には分かってもらえる」というのが雰囲気で分かるようになるんで。「この人にはちょっと分かってもらえないな」っていう時は、「はいはい、もう聞くだけ聞いて」っていう感じですね。

Cさんが「分かってくれない人」として「シャットダウン」の対象としたのは、「甘えている」等と否定的な評価を一方的に下す人々である。逆に、Cさんにとって「分かってくれる人」とは、否定的な評価や決めつけをしない人を指している。「分かってくれない人」には、友人や知人だけでなく、医師をはじめとした医療者も含まれていた。例えば、すでに見てきたように、Cさんは、「分かってくれない」主治医には、転院という手段で関係を絶つという方法で「シャットダウン」していた。

また、Cさんが周囲の人間から受けるダメージを減らすためには、「分かってくれる人」と「分かってくれない人」を見極めるスキルは極めて重要であった。現在、そのスキルは「雰囲気」で分かるというレベルまでに熟達したという。

2-4 自殺未遂行為を契機とした周囲の人たちの応答

（1）「社会からつまはじきにされた」という疎外感

「分かってくれない人」と距離をとるという方法は、他者から浴びる正論による衝撃から自分を守るという意味で、合理的な戦略であった。ところが、回避したはずの他者からの批判的なまなざしは、別の形でCさんを苦しめるようになった。

【C-7】働かなきゃだめなのかなとか、自分が甘えているだけなのかなという思いにとらわれて、苦しんだりすることが多かった。年相応の生き方をしていない、一般常識から言って。〔今でも〕まだそこらへんを割り切れてなくってという感じなんですけど、へこんだり、持ち直したりを繰り返したりで……将来が単純に不安というか。どうしても、四〇歳とかになっている自分が想像できないですよね。「社会からつまはじきにされた」っていう疎外感がすごいあります。何かあるとすぐに死に結びつけたがる自分もいて。今も正直、あまり長生きしたくないなっていう自分がいるんです。

T・シェフによれば「レッテル貼りが最初に生じる時は、ルール違反に名前を与えているにすぎない。しかし、ルール違反が問題になり〔レッテルを貼られた人が〕うまく合理化できないとき、そのレッテルが自己概念の一部になる」(Scheff 1966=1979: 93)。

Cさんは、「仕事中心でなく音楽中心」である自分を、なんとか生き延びようともがいてきた。しかし「分かってくれない人」からの批判的なレッテルを合理的に解消できず、次第に「自己概念の一部」として取り込むようになり、「働かなきゃだめなのか」「甘えているのではないか」と自分自身を責め、「社会につまはじきにされた」というほどの疎外感を感じるようになっていた。その結果、「社会的接触の減少と著しい社会的疎外は、慢性疾患のもたらす最も有害な影響に数えられる」(Strauss et al. 1984=1987: 102)とストラウスが述べる通り、Cさんは「何かあると死に結びつけ」「あまり長生きしたくない」と考えるようになり、生きる力を徐々に失っていった。

(2) 自殺未遂行為に及ぶまでの「自己」の経験

Cさんは、「分かってくれない人」からの批判的レッテルを「自己概念の一部」として取り込み、生きる力を失っていった。さらに、頼みとしていた薬物治療の効果が出ないという絶望感が重なり、精神科初診時から六年後、Cさんは自殺未遂行為に及んだ。

【C－8】処方箋は全然効かなかったですね。眠剤は効きましたけど、日中の処方薬は全然効かなくて、何度も医者に言ったんですけど。やっぱり医者のほうも「薬、薬っていうのもどうか」と思うって言ってたんで。まあ、六年間粘ったんですけども、「もうダメだ」って感じになって。二八歳の時なんですけど、まず、手首を切ったのから始まって、そのあと四、五回繰り返したんですけど、手首だけじゃだめだからって、首と首の頸動脈あたりをナイフで切りつけて、睡眠薬も一か月分飲んで、それで手首も切ったんですけど。結局目覚めたら、「どうしたの」って体動かしてて。遺書もちゃんと書いていたものですから［死ぬつもりだった］。病院のほうに行ったら、「もう閉鎖病棟だ」って言われたんですけど、たまたま閉鎖病棟が空いていなかったものですから、僕も入りたくなかったんで。「本人よりも、親とかの方が辛かったのかな」って思いますけどね、今考えると。不安になったりとかすぐ悩んだりするのを見て、「両親のほうがむしろ被害者だったのかな」って気が今やっとしますね。

Cさんは、自ら起こした自殺未遂行為を「結局目覚めたら、体動かしていて」と他人事のように淡々と述懐していたが、自殺未遂行為に及ぶまでに、Cさんはどのような「自己」を経験していたのだろうか。

K・シャーマズによれば、慢性疾患患者は、次の四つの苦悩を通じて「自己の喪失（loss of self）」を経験するという。その苦悩とは、「①制限された生活を強いられること（leading restricted lives）」、「②社会的に孤立すること（experiencing social isolation）」、「③自己の評判を傷つけられること（being discredited）」、「④他者の重荷になること（burdening others）」（Charmaz 1983）である。

Cさんはうつであることをカミングアウトしたことで、友人から距離を置かれるという「③自己の評判を傷つけられる」結果を招くことになった。それらに対処するために講じた他者を二分化する戦略は、短期的には自己を守るために有効な方法であったが、長期的には日常の何気ないつきあいを減少させるという「①制限された生活」に陥らせ、「社会からつまはじきにされた」と感じとられるほどの「②社会的孤立」感を味わうような帰結を導いた。

他方で、自殺未遂当時は、「④他者の重荷になる」という実感は乏しかったようである。Cさんは、自殺未遂について「親の方が辛かったのかなって思いますけどね、今考えると」「両親の方がむしろ被害者だったのかなって気が今やっとしますね」と語っていた。つまりこの語りからは、自殺未遂から九年経過した今、Cさんが自身を突き放して見る自己を持つ存在へと変貌を遂げていることが分かる。裏を返せば、自殺未遂当時は、「④他者の重荷になった」という実感は少なかったと推察できるだろう。

（3）自殺未遂行為以降の医療者の態度の変化

自殺未遂行為を契機として、Cさんに対する主治医や精神保健福祉士といった医療者の態度は変化した。

【C－9】［自殺未遂行為を機に通院することになったW病院では］「働くことを美徳とする、日本人の価値観はどうかと思う」って主治医も言ってくれて……次の主治医の先生には、「結構つらい」って話したら、信じてくれて、「こうしてみようか、ああしてみようか」って薬で変えようとしてくれた。（医療のスタッフに助けられたことありますか？）えっと、医療のスタッフ、精神保健福祉士の人なんですけど、はじめ僕の音楽を単なる趣味程度にしか捉えてなかったらしいですけど、Y市の心の健康づくりセンターってところで初めて僕の曲を聞いて、「この人は音楽でやっていく。プロになるとかそういうんじゃなしに、音楽中心で生きているんだって思った」って言われて、すごく嬉しかったですね。

自殺未遂行為以降、Cさんを担当した精神科医は三名いるが、すべての主治医が、Cさんの「働かない生き方」や「変薬の希望」を受け入れるようになったという。また、精神保健福祉士は、Cさんの音楽活動を「趣味程度」と捉えていたが、自殺未遂を機に「この人は音楽でやっていく」と言うほどの肯定的な意味付与を行うようになった。

このように、医療者の態度が、自殺未遂を機に変化したのはなぜだろうか。「自殺未遂歴は自殺リスクの予測因子」（福島 2013: 82）であることは、医療者にはよく知られている。そのため、自殺リスクが高い人に対して「本人が問題としていることを、大したことでないとしたり無視したりすることはしてはならない」とされている（桑原・河西 2009）。つまり、Cさんを取り巻く医療者は、Cさんを「自殺の危険性の高い患者」とカテゴライズし、その結果、自殺リスクのある患者にとるべき態度として、Cさんの主張や活動を尊重するようになったと推測できる。自殺未遂以前、Cさんは、医療者を「分かってくれない人」とカテゴライズしていたが、自殺未遂以降の医療者側の態度の変化に呼応して、医療者を「分かってくれる人」としてカテゴライズし直すようになったと捉えられる。

（4）「分かってくれる人」からの多様な形での承認

Cさんにとって「分かってくれる人」とはどのような人なのだろうか。

【C－10】（「距離をとって離れていく友人ばかりの中」分かってくれた人はいたんでしょうか？）いましたね。いたんですけど、そういう人はやっぱり訳ありで……普通に仕事をしている人からすると、単に「怠けている」とか「甘えている」としか、やっぱり言われなくて。分かってくれるのは、やっぱり、自分の身内に同じような境遇の人がいるとか、もっと辛い、それこそ死別ですよね。死別とかしている人は分かってくれましたけど。

「分かってくれる人」とは「訳あり」の人たちで、例えば「自分の身内に同じような境遇の人がいる」人や「死別」をしている人だという。

【C－11】仲良かった先輩を交通事故で亡くしているんですけど、その先輩の命日に毎年花束贈っているんですけど、そのご両親が「C君は、よい音楽をやってるんだから、もっと自分を信じなきゃだめよ」とか言ってくださって。普段はあまりお付き合いないんですけど、毎年命日の日が来ると、会社勤めができなくても、音楽があるじゃないって言ってくださって。そういう言葉に助けられる。（「他には」助けられた出来事はありますか？）弟一家が全員応援してくれているんで。弟はひとりで、結婚して子どもがいて、四人家族で仲良くやっているんですけど。僕のことすごいよくしてくれて。口に出さなくてもフォローしてくれているのが分かるんで……二年ぐらい前［自殺未遂の七年後］に弟のブログには、「兄貴みたいな生き方もありだと思う」って書いてあったらしくて。それは後……から聞いたんですけど。弟のブログには、あー、そういう風に思ってくれているんだって思って。それはありがたいですよね。（兄貴みたいな生き方とは何ですか？）会社勤めがすべてじゃないってことですよね。

自殺未遂行為を契機に「分かってくれる人」は、会社勤めでない音楽中心のCさんの生き方を、積極的に肯定するようになった。「よい音楽をやってるんだから、もっと自分を信じなきゃだめよ」「［会社勤めでない］兄貴みたいな生き方もあり」と投げかける周囲の人の言葉からは、Cさんの生きる意欲を積極的に支えようとする意図が伝わってくる。

また次の語りからは、「仕事中心でない年齢不相応」な生き方に対する承認を、同病者で尊敬している著名人の著作からも読み取り、自らの支えにしていることが分かる。

【C-12】中島らもさん、すごい好きなんで。その人すごい尊敬しているんで、あの人は躁うつで、躁もあったんですけど、書いていることも（よいのだけれど）、CDも出しているんですけどそれもすごくよくて……対談集があったんですけど、その中で、「二三歳になったら働かなきゃいけないっていうのは単なる幻想で、そんなの三〇からでも四〇からでもいい」とかっていう。ちょっとネガティブに思われがちなんですけど、「この世に向いていない人っているのはいるから、冷たいようだけど無理して生きる必要はない」。すごいリアリティがある。

Cさんにとっては、この著名人も「分かってくれる人」の一人と考えてよいだろう。Cさんは、自殺未遂前から音楽を中心として生きていく新しい自分を肯定したかったが、自分自身だけでは肯定しきれずにいた。しかし、自殺未遂を契機に、「分かってくれる人」から得られるようになった多様な形での承認を支えにして、Cさん自らが仕事でなく音楽中心の新しい自分の生き方を肯定できるようになっている。

しかしここで見落としてはならないのは、「分かってくれる人」からの支えは厚みを増してきているものの、「分かってくれない人」との関係性は全く変わっていないことである。つまり、Cさんの新しい生き方は「分かってくれる人」からの承認頼みという微妙で危ういバランスのうちに辛うじて成り立っている。このことをCさんは次の語りで、「分かってくれる人と分かってくれない人の差が激しすぎる」と表現している。

【C－13】（そういう時［死にたくなる時］はどう対処していますか）例えば、今日だったらこういう話［インタビュー依頼のこと］があったから、その日まではとりあえず生きていようとか……目的が先にあると、その日までは生きようかなっていう感じになりますね……「分かってくれる人」

と「分かってくれない人」の差が激しすぎるかなっていう感じは多いですね。「分かってくれない人」には、がんばりが足りないという感じで捉えられちゃう。〔うつは〕マイナス面ばかりじゃないだろうっていうのが個人的にはあって。特に、〔音楽〕作品にはよい意味で〔「うつ」体験が〕反映されるようになったというのもある……やっぱりマイナス面ばっかりじゃないっていう気がしていますけれど。それがある意味、死ぬのを食い止めているのかなって感じはしますね。

「〔音楽〕作品にはよい意味で〔「うつ」体験が〕反映されるようになった」「それが死ぬのを食い止めている」という語りからは、Cさん自身の中に、生きる方向への主体的契機が育ちつつあることが推察できる。つまりこの契機自体には、「分かってくれる人」たちによる生き方の承認によって支えられながらも、自立しつつある側面を読みとることができる。

他方でCさんは、「この世に向いていない人っているから無理して生きる必要ない」という言葉に「すごいリアリティがある」と語っている。このようなリアリティを持つCさんに対して、「怠けている」「甘えている」「がんばりが足りない」と「分かってくれない人」が送るメッセージは、Cさんに「無理して生きる必要はない」と思わせるに十分な影響力を持っていると言えるだろう。

このように、「分かってくれる人と分かってくれない人の差が激しすぎる」という言葉には、Cさんの生を後押しする人とそうでない人の間での微妙で危ういバランスの中で生きている、Cさんの周囲の人間との葛藤が凝縮されていると言えるだろう。

3　考察

本節では、Cさんの「他者を二分化する方法」について、Cさんに寄り添った視点と医療者の視点とを対置させることによって、両者の捉え方にはどのようなズレがあったのかを考察する。

3-1　Cさん視点の「他者を二分化する方法」

Cさんに寄り添う視点から見ると、「他者を二分化する方法」は次の三つの特徴に整理できる。

第一の特徴は、他者を二分化する方法は、周囲の人間関係との葛藤に対処するために生まれた。Cさんは、医師から病人として認定してもらうことで、身近な人に「働くことができない」ことを理解してもらいたいと考えていたが、逆に批判を受けることになったため、その批判による衝撃から自己を守るために、他者を二分化する戦略をとったと捉えることができる。

第二は、他者を二分化する方法でいうところの他者には、医療者も対象として含まれていたことである。Cさんにとって、働くことができないような病人とは、薬物治療を受けている者を意味していたが、医師は、Cさんのうつに対する薬物療法の効果に見切りをつけ、働くことを勧めるという心理学的アプローチをとるようになった。そのため、Cさんは主治医を、働くことができない苦悩を「分かってくれない人」と位置づけ、転院という形で主治医との関係を絶つようになったと捉えることができる。

第三は、「分かってくれない人」と「分かってくれる人」という他者から受けるまなざしが、Cさんの生きる意欲や自己概念に大きな影響を与えていたことである。「分かってくれない人」による「甘えている」という批判的なまなざしは、Cさんの生きる意欲を低下させ、逆に「分かってくれる人」による音楽中心の新しい生き方を承認するまなざしは、Cさんの生きる意欲を取り戻す方向に働いていた。このように、Cさんの自己は、「分かってくれない人」と「分かってくれる人」という他者のまなざしによる微妙なバランスのうちに成り立っていたと捉えられる。

3-2　医療者視点の「他者を二分化する方法」

医療者の視点からは、他者を「分かってくれる人／分かってくれない人」と二分化する方法はどのように捉えられがちであろうか。

うつ病の主な治療法には、身体医学的なアプローチである薬物療法以外に、Cさんの主治医が活路を見出そうとした心理学的なアプローチとしての精神療法がある。科学的に効果が立証されている精神療法には、患者の「認知」に焦点を当てる認知行動療法や「対人関係」に焦点を当てる対人関係療法がある[3]。ここでは、この二つの精神療法の捉え方によって、Cさんの他者を二分化する行為がどのように見えるか考えてみたい。

まず、認知行動療法からみた場合である。認知行動療法では、普段の生活を振り返りながら、うつ病になりやすいとされる認知パターンを特定し、治療対象とする。そのため、「分かってくれる人／

分かってくれない人」」と他者を二分化する方法は、うつ病者に特徴的な「全か無かの二分思考（白黒思考）」という認知の偏り（非機能的認知）のひとつとして治療の焦点とされ、その思考内容の修正か、その思考との距離の取り方を訓練する必要があると判断されるだろう（Burns 1999=2005）。

次に、対人関係療法からみた場合である。対人関係療法では、うつに影響を及ぼしている重要他者に対する役割期待に注目することで、患者の対人関係を改善していこうとする。Cさんの場合、うつに影響を与えている他者との関係に着目し、相手に「何をどのように」期待しているのか、その期待は伝わっているのか、相手は自分に本当は何を期待しているのかといったことを分析していきながら、相手に対する役割期待の内容やコミュニケーションの仕方を検討し、相手とのズレの克服を目指していくことになるだろう。

いずれにせよ、心理学的アプローチである精神療法は、患者個人の中に、うつ病につながるとされる「認知パターン」や「対人関係上の役割期待」を見出し、それを治療や成長のための介入焦点として捉えていく。このアプローチには、医療者が治療焦点を絞りやすいという利点がある一方で、患者の言動を周囲との関係の中で理解しようとする視点が不十分なため、周囲の対応に原因があったとしても、患者個人の中に原因を見出しそれを改善させようとする限界がある。

3-3　Cさんと医療者の捉え方のズレ

結局のところ、Cさんと医療者の捉え方との間のズレは何だったのだろうか。

第一は、うつという病いについての基本的な捉え方である。Cさんにとっての「うつ」とは、働けないという危機的体験を指し、常に人間関係の間で起きる生き方に関する事柄であった。他方、医療者にとってのうつとは、薬物療法であれ精神療法であれ、治療焦点を定めるための患者個人の内にある疾患を指し示すものであった。

第二は、他者を二分化するという方法の捉え方である。Cさんにとっての他者を二分化する方法は、周囲の無理解による衝撃から、自己を守り生き延びるための生存戦略としての〈自己管理〉の一方法であった。他方、医療者から見える他者を二分化する方法は、認知の偏りやコミュニケーションの不十分さという患者の病理や治療焦点を指し示すものであった。

このように、インタビュー当時の筆者がCさんの語りを捉えそこなった理由は、働けないという危機的体験を生き延びるための戦略を、治療対象としての病理として否定的に捉えていることに無自覚であったことと言えるだろう。ストラウスは、医療者について「専門職はある人々の救命には欠かせないし、鍵となる問題を管理するのに役立つ相談や助力を提供することができる。しかしながら、病気を持ちながら日常生活を営む病者には、今日のような形態の医療は、たとえ何らか役立つことがあったとしても、それは二次的なものである」（Strauss et al. 1984=1987: 23）と言う。うつ患者が講じている「病気を持ちながら日常生活を営む」という生存戦略を、医療者が治療対象としての病理として捉えてしまうと、医療は二次的に役立つどころか有害になってしまう。

3-4　医療者が患者の〈自己管理〉の物語を聴くために

本章で見出された、患者視点の〈自己管理〉とは、うつである自己を呈示しても差別的な扱いをしない他者を見極めて自己を守ることと整理できるだろう。それに対して、医療者視点の「自己管理」とは、患者の中に症状や問題を定めてそれを制御しようとすることと言うことができる。

それでは、Cさんが「分かってくれる人」と「分かってくれない人」の間の微妙で危ういバランスの世界に生きるという〈自己管理〉を行っているなか、医療者はどのような支援ができるのだろうか。本章では、慢性うつ患者のとる生存戦略を病理と見なしてしまうと、医療者は「分かってくれない人」と位置づけられ、逆に切り捨てられてしまうことがあることが分かった。そこでまずは、医療者は自らが「分かってくれる人」と位置づけられるように、Cさんの働けないという危機的体験に寄り添うことから始める必要がある。そのうえで、Cさんが「分かってくれる人」たちとの出会いや交流を増やせるような手伝いをし、うつ体験の持つ多様な側面に目を向けられるような機会を提供できれば、Cさんの生を支える存在となることができるだろう。

Cさんの最も訴えたかったことが、生き延びるためにある医療であるはずなのに、逆に生き延びることの障害になっていたということを今なら理解できる。しかし、医療の視点や医療者の存在を過大視していたインタビュー当時、他者を二分化するという生き延びるための戦略を病理として捉えてしまい、Cさんの絶望感や必死さを受け止めることができなかった。医療とは、病む人の体験を限定的な視角から捉え返す装置であり、体験された苦しみを別の現実へと変換することによって、技術的な介入を可能にするものである（鈴木 2013a）。医療者が、患者の体験を限定的な視角から捉えているのだということを忘却する時、患者の体験に寄り添うどころか、患者の体験を否定する危険な存在になり得ることがある。

病いの語りを聴くことは、「生のエネルギーを差し向けるべき方向性を見失っている人が、生きようとする力（モラル）を呼び戻すための契機となる」（鈴木 2013a: 194）というほどの重要な倫理的営みである。しかし、病者を助けることが使命のはずの医療者は、限定的な視角からまなざすという医療装置への無自覚さゆえに、病いの語りを聴くことが難しくなるというジレンマを抱えている。

■注

1 パーソンズの「病人役割」概念は、病人が他者に何を期待し、他者が病人に何を期待するかを指し示す概念である（Parsons 1951=1974）。その期待の核を形成しているのは、病人は「元の状態に復する」という前提である。病人役割には、①通常の役割義務の免除特権、②自力で回復する義務からの免除特権、③回復（悪化させない）義務、④医療者の援助を求め協力する義務という四つの規範的役割がある。そのため病人役割概念は、回復（元の状態に復する）を前提とした急性疾患の説明モデルであり、慢性疾患患者の体験を十分に捉えることができないと言われる（Frank 1995=2002）。しかし本書では、Cさんと精神科医の双方に対する役割期待を限定的に分析するには、有用な分析概念であると捉えている。

2 Cさんが、精神科初診時に受けた診断名は「典型的なうつ病と不安神経症」であった。典型的なうつ病と不安神経症という診断名は、中井らの分類に従うと、表6の「神経症レベルのうつ病」に該当する（中井・

山口 2004)。神経症レベルのうつ病は、単極型うつ病(典型的なうつ病)と比較して、「依存性」「未熟」「対人葛藤」という言葉から推察されるように、心理的側面に原因を求めていることが分かる。また、典型的なうつ病と不安神経症というように診断名を二つ併記する場合があるのは、精神医学の特徴の一つである。複数の症状が見られる場合、それら全体を理解できる一つの病気を考えるのが医学の基本であるが、精神医学は未熟なために、診断名を二つ併記するという方法が採用されているという(加藤 2014: 47)。例えば、一人の人が「パニック障害」と「うつ病」の両方の症状を呈する場合、いずれも原因が分かっていない疾患であるため、パニック障害だからうつ病になったのか、あるいはうつ病だからパニック障害になったのかははっきりと区別できない。そのため、ひとまず二つの病名を併記する場合がある。

3

　うつ病に対する有効性が証明されている精神療法には、認知行動療法と対人関係療法がある。いずれも、精神分析のように精神内界に入り込むことはせず、現在に的を絞り行動や対人関係のパターンを変えていくことを目指している(加藤 2014: 216-217)。

　認知行動療法は、うつ病になりやすい考え方のパターンを自覚し、別の考え方ができるように練習していく治療法である。うつ病になりやすい考え方には、代表的なものとして「過剰な一般化」と「全か無かの思考(白黒思考)」がある。過剰な一般化とは、「昇進試験で一問間違えたので、自分は馬鹿な人間だ」と思い込む等のように、わずかな経験から誤った結論を導いてしまうことを指す。

　また、全か無かの思考とは、本当は複雑なことについて、両極端に分けてしまうことである。例えば、会

表6　病因に基づいたうつ病の分類の一部(中井・山口 2004:165 を改変)

病型	病像	病前性格	発病状況	経過	薬物療法	年齢
神経症レベルのうつ病	依存性、他責的傾向大	未熟	過大な負担 対人葛藤	慢性化の傾向あり	抗うつ剤ほとんど無効	思春期~青年期、中年初老期
単極型うつ病(典型的なうつ病)	精神・身体症状をもつ	メランコリー親和型。執着性格	特有の状況で起こることが多い	3~6ヶ月の経過が多い	抗うつ剤への反応は良い	中年から初老期に多い

議で発表した時に、「自分は発表で一箇所間違いをしたから完全な失敗だった」という風に、失敗か成功か、という両極端な判断をしてしまう考え方である。それに対して「もしあなたの部下が発表で一箇所言い間違いをしたらどう思いますか」などと視点を変えたりしながら、「全体として言いたいことは伝わったので、だいたい成功といってよさそうだ」という適応的な考え方を導いていく（加藤 2014: 217-219）。

さらに最近は、マインドフルネスを涵養することで、生活のしづらさを生んでいる考え方から距離を置く方法が注目を集めている（熊野 2012）。マインドフルネスとは、今の瞬間の現実に常に気づきを向けることで、その現実をありのままに知覚し、それに対する思考や感情に囚われないでいる心の持ち方、存在のあり様のことをいう。

一方、対人関係療法は、現在の対人関係だけに絞り、対人関係のパターンを変えていくことを目指すものである。例えば、「夫が話を聞いてくれない」ことがストレスになっている場合、「役割期待のズレ」に着目する。役割期待のズレとは、例えば、本人は「とにかく話を聞いて共感してほしい」と思っているのに、夫は、「悩みを聞いたら何か具体的なアドバイスをしなくてはいけない」と思って助言しようとするのでうっとうしく感じてしまう。

これに対して、対人関係療法では、自分は夫に何を期待しているのか、その期待は夫に伝わっているのか、夫は自分に本当は何を期待しているのか、その期待は自分にとって受け入れられるものだろうか、といったことを分析していく。そのうえで、夫への役割期待の内容を「言うことは聞いてもらう役割は期待しつつ、共感してほしいとか黙って聞いてほしいという役割は期待しない」のように現実的な内容に変えたり、「解決方法を教えてほしいわけでなくて、聞いてほしいのだ」と伝え方を工夫することで、現在の対人関係パターンを変えていくことを目標とする（加藤 2014: 220-221）。

第3章

自己対処に頼りすぎているように聴こえた語り

本章では、インタビュー当時、自己対処に頼りすぎているように聴こえたEさんとBさんの語りの再分析を取り上げる。なかでも、Eさんの語りとその再分析の詳細を紹介する。第1章第3節で触れたように、Bさんとは書籍化にあたり連絡をとることができなかったため、データの再掲載の承諾を得ることができなかった。そのため、Bさんのまとまった語りは掲載せず再分析の要約のみを紹介することとした。

EさんとBさんの語りは、第2章のCさんほどではないが、奇妙さを感じ理解に苦しんだ。その奇妙さというのは、「医療用語」の使い方が独特であるために、「枝葉末節にこだわりすぎていて何か変だ」「その理解は間違っている」という違和感から来ていた。さらに言えば、EさんとBさんの語りは、「医療者と距離がある」ように聴こえたので、医療者と十分にコミュニケーションがとれていないために、そのような医療用語の誤用が起きるのではないかと考えていた。しかし、それから数年後、彼らの語りを改めて読み返してみると、EさんとBさんが彼らなりの医療用語を用いていること自体が、自己対処に頼りすぎているように聴こえた語りを理解するための鍵となっているのではないかと考えるようになった。

本章では、クラインマンの「説明モデル（explanatory model）」概念を分析視点として用いながら、自分なりの医療用語を駆使していたEさんとBさんの語りの再分析を試みる。

1　分析視点：クラインマンの「説明モデル」

クラインマンは、その人固有の病いの経験を理解するために、一般に「病気」と呼ばれるものを、「疾患（disease）」と「病い（illness）」に分けて考えた（Kleinman 1988=1996: 4-9）。疾患とは、医療やケアの専門職が、医学的診断基準によって分類し理解しようとするものであり、個々の経験を外側から「科学＝論理的思考モード」に沿って、客観的に捉えるものである。一方、病いとは、患者や家族によって経験される、個別的で主観的なものであり、個人の内側から「物語論的思考モード」によって生み出され、体験されるものである（江口 2015: 180, 2019）。

それに対して、フランクは、医療化のすすんだ社会では、医療の枠組みからまったく自由な形で病いの経験を語ることは難しく、病いと疾患は明確に区別できないという（Frank 1995=2002: 313）。別の言い方をすれば、病む人は何らかの医療的言説の影響を受け、その知識や語彙を取り込みながら自分なりの物語を構成せざるをえない。本章で取り上げる病いの語りには、疾患由来と思われる用語がそれなりに用いられており、病いと疾患を明確に区別できない語りの一例と言ってよいだろう。

疾患と病いの二分法と密接に関連しているのが、本章で着目する「説明モデル」という概念である（Kleinman 1980=1992: 114-128）。説明モデルとは、「なぜ病気になり、その病気はいかなるメカニズムで成立し、どのような治療法で対処され、いかなる予後が規定されるのかについて、一貫した理解を提供するものであり、加えて、誰が治療の対象として病んでいて、誰が治療者であるのか、病状のうちのどの部分に本体があるのか」を説明する枠組みである（東畑 2017: 33）。説明モデルの与える病気と治療についての説明が、治療法と治療者を選択する際の指針となり、また個々の病気の体験に個人的、社会的な意味を与える（Kleinman 1980=1992: 114）。

以上を踏まえて、クラインマンは、患者の説明モデルと治療者の説明モデル間の相互作用のダイナミクスに着目した。具体的には、患者の説明モデルと医療者の説明モデルを同等に並べ、両者の説明モデル間の距離が、次第に接近するならば治療は良好に進んでいると言えるが、次第に距離が開くようならば良好とは言えないと考えた（Kleinman 1980=1992: 122-128）。

そこで本章では、患者側の説明モデルがどのように構成されているのかに着目しながら、医療用語を用いながら展開していく病いの語りを理解していくこととする。

2　事例の再分析

2-1　調査協力者の概要

本章の分析対象は、双極性障害Ⅱ型の診断を受けたEさんと、うつ病の診断をうけたBさんの調査協力者二名である（表7）。

表7　調査協力者の概要（第3章）

仮名	年齢	性別	通院歴	診断名
Eさん	20代	男性	8年	双極性障害Ⅱ型
Bさん	—	—	—	うつ病

ここでは、具体的な分析作業に入る前にEさんの基礎情報を示しておきたい。

Eさんは、二〇代後半の男性である。インタビュー当時、非正規社員として学習塾の講師をしていた。小学校時代は、「親父に勉強を無理やりさせられ」る一方で、「いじめをばりばりしていた極悪非道の小学生」だったという。しかし「中学に入って逆襲にあい」いじめられたことで「中学一年の三学期から不登校」になったという。「今考えればその頃からうつだったんじゃないかと思う」と振り返る。一八歳時、某大学の理系学部に現役で入ったが、「(二年間留年し) 六年かかって」卒業した。精神科医療とのつき合いは、二〇歳の時に大学の保健管理センターの精神科医にかかったのが始まりであったという。二四歳時、現在働いている学習塾に正規社員として入社したものの、二年後の夏に二度目の再発のために休職したのを機に、「正社員をクビ」になって非正規社員に降格し、現在に至っているという。

2-2　他者を二分化する語り

最初に確認しておきたいのは、Eさんの語りにもまた、第2章で取り上げたCさんの「他者を二分化する」方法と同様の話がみられたことである。

【E-1】今仕事で塾の講師やっていますけど、生徒なり同僚の先生なりに接する反応に比べて、精神保健福祉士とか自助グループとか「こっちの世界」で接する反応のほうが、断然いいんですよね。自分に対する受けがいいというか。「こっちの世界」と「仕事の世界」の相手の自分に対する反応が明らかに違う。

Eさんは、ピアサポート等の当事者活動の場である「こっちの世界」と、生活の糧を得るための塾講師としての「仕事の世界」とを二分化し、前者の「こっちの世界」のほうに「自分に対する受けがいい」という肯定的な評価を与えている。

他方で、Bさんは「うつの人」とそれ以外の精神疾患を患う人とを区別し、「うつの人」と話すことが助けになり楽になったと述べていた。Bさんの語りにも「他者を二分化する」という内容が含まれていたと捉えることができる。

このように、EさんとBさんは、うつである自己を安心して呈示できる場を見極めることに心を砕いていたことが推察できる。

2-3　家族関係に対処するための専門知識

Eさんは、「不登校」が原因で、同居家族との間に強い葛藤を抱えていた。ここではEさんが、家族との関係をどのように位置づけているかを見ていきたい。

【E-2】中学の時は、親と実家で暮らしているわけじゃないですか。不登校だった時に、母親が参っちゃって……最初はね「気にしなくていいよ」とか言ったりするんですよ。でも、息子が家でごろごろしていたり、学校も行かずに家でゲームやっているのを見ると、どうしても感情の部分で抑えられない部分が出てきちゃうわけじゃないですか。一回ね、母親に言われたのが「一緒に死のう」と。当時、オウム真理教の事件が流行っていたんで「一緒にオウム真理教に入ろう」と［も言われた］。でも、「オウム真理教だけは勘弁だ」と思って、頑張って学校に行くようになったんですけどね。

Eさんの母親は、最初は「〔不登校を〕気にしなくていい」と言っていたが、「一緒に死のう」「一緒にオウム真理教に入ろう」と言うまでに徐々に追いつめられていったようである。その後、Eさんは、大学入学を機に一人暮らしをすることになり、家族から物理的に距離を置くことになった。

現在のEさんは、次の語りに見られるように、「high EE（ハイ・イー・イー）」という専門用語を使うことで、家族との間に心理的な距離を保っていた。

【E－3】これって、high EE の状態ですよね。そういう経験があったんで、一人暮らしでよかったなと。一緒に住んでいたらね、もっと自分の状態が悪くなっていたと思いますね。実は、僕、ひとりっ子なんですね、家族構成が。実家が、祖母と両親と自分なんですけど……両親との関係性は、今は離れているから［悪くない］。たまに帰れば、親父とも、昔こんなに仲よかったっけていうくらいに酒を酌み交わすんですけど、それはあくまで離れているから。

EE[1]とは感情表出（expressed emotion）を略した用語で、high EE とは、患者の言動に対して批判的、攻撃的、あるいは過保護な感情的表現を強く示す状態を指す（日野原ら 2002: 280-281）。

他方で、Bさんは、家族に対して感情を表現する必要性を説いた心理学の本との出会いをきっかけに、これまでの喧嘩をしてはいけないという見方から「怒るべきときには怒らなければいけない」という見方に変わったと述べていた。そのおかげでBさんは、いささか封建的な性格の強い家庭の中での従属的な立場から解放され、自信を取り戻したのだという。

このように、EさんとBさんは、精神医学や心理学の専門知識の中から、「high EE」「怒るべきときは怒らなくてはいけない」という考え方に注目し、それを素材にして自分なりの説明モデルを構築していた。その結果、葛藤関係にあった家族を別の見方で捉え返すようになり、感情的に巻き込まれない心理的距離を確保できるようになったようである。

2-4　精神医学的診断と自己診断

最初に、Eさんが精神科診断をどのように受け止めていたかを見ていく。次の語りからは、「双極のⅡ型」という診断を受けたEさんが、精神科診断に対して両義的な思いを抱いていたことが分かる。

【E-4】（二〇歳の時、初めて精神科に？）正確には、大学の保健管理センターというのがあって、そこの精神科医の先生が薬を出してくれた。（二〇歳の頃は、どういう感じだったんですか？）大学の時は、自殺未遂もしたんで。ひどい時ね、頭おかしくなってね。街中で叫んだりしました。本当にちゃんと精神科に行ったのは、二二か二三。保健管理センターで、「君にはこの薬合わないから、ちゃんとした精神科医を紹介するから行ったほうがいいよ」って言われて。〔紹介された精神科医のところに〕行って薬を変えたら、三か月でよくなってきたんですよ……季節性のうつっぽい症状があったんですよ。秋になってくると落ちてきて、春になると上がってくる。夏にかけてまた落ちる……医者には、あなたは季節性のうつ病とは言われなかったんですけど、自分ではそうじゃないかと思っている。……今受けている診断は、双極のⅡ型なんです……今〔飲んでいる薬〕は、リーマスとノリトレンです。リーマスは抗うつ薬ではなく、気分安定薬なんです。実際それでよくなったから、〈医師の下した診断は〉合ってますよね。

Eさんは、双極のⅡ型という医師による診断を「合っています」と受け入れながらも、「季節性のうつ病」という自己診断を堅持している。Eさんにとって、双極性障害の治療薬である「リーマス」によって「よくなった」という事実は喜ばしいことだが、双極のⅡ型よりも季節性うつ病という自己診断の方が、Eさん自身の生活実感にしっくりきていることが伺える。

【E－5】〔就活の面接の時に〕「留年しているのは何でですか」って言われたときに、かっこうつけて、「落ちる覚悟で言います。うつ病だったからです」って言ったら、あっけにとられて……その時、言ったんです。「もう治りました」と。もう周りの友達からも、「お前変わった。能天気になった」と言われましたと。騙したんですよ、「もう治った」と。

上の語りからは、Eさんが双極のⅡ型よりうつ病という診断を他者に示した方が、就職面接のような人生の行方を左右するような場面で支障を来すリスクは少ないだろうという戦略的な判断をしていたことが分かる。

次に、Bさんの精神科診断の受け止め方の要点を述べたい。Bさんは自己のうつを「本当のうつ病」という自己診断をしていた。ここでBさんの念頭にあったのは、二〇一〇年代前後に流行した

「新型うつ病」言説（第5章参照）であった。Bさんは、精神科初診時に、医師から「軽いうつ」という診断を受けた時の思いを詳しく語った。Bさんは、精神科に初めてかかるまでに、病気の重さを理解してほしいという気持ちと、電気ショック療法のような治療を受けさせられるのではないかという不安な気持ちとの狭間を揺れ動いていた。しかし、医師からは「軽いうつ」という診断を伝えられた。その時、Bさんは、自身のうつの重さが理解されなかったことに失望したという。

医師の視点からは、Bさんに余計な衝撃を与えないようにとの配慮でうつという精神科診断名の前に「軽い」という形容詞を付与した可能性があるが、Bさんは、自分の苦しみが主治医に伝わっていないと捉え、その初診時以降、Bさんの医療者全般に対する不信感は続くことになった。

このように、EさんとBさんは、医師の下した「双極のⅡ型」「軽いうつ」という精神科診断をそのまま受け入れるのではなく、それぞれ「季節性のうつ病」「本当のうつ病」といった自分自身の生活実感を付与した精神科診断ラベルを用いて、自己診断を行っていた。

クラインマンによれば、「精神医学的な診断とは、ある個人の経験に対する一つの解釈」であり、「解釈としての精神医学的診断は、そのルーツが深く個人的で生理学的な領域に深く根を張っている生きられた経験とのあいだに、なんらかの軋轢を生じざるを得ない」という（Kleinman 1991=2012: 14）。EさんとBさんは、「解釈としての精神医学的診断」と「生きられた経験」との「軋轢」を和らげるために、「季節性の」「本当の」といった形容詞を付与することで、「生きられた経験」に即した診断へと自分なりに変換していたと推察できる。

ここで、この短い自己診断の中には、疾患と病いの両方の内容が混在していることを指摘しておきたい。Eさんも Bさんも、医師による診断をそのまま受け入れてはいないのだが、精神医学や心理学の用語は用いており、病いというよりは疾患と呼びたくなるような用語群を使用している。つまり、疾患用語とは別の体系の用語を使って自分の説明モデルを作っているのではなく、疾患用語に手を加えながら説明モデルを作っている。

次項からは、Eさんと Bさんが、家族関係や疾患名以外にどのような説明モデルを構築しながら、目の前の出来事に対処していったのかを見ていく。

2-5 Eさんの説明モデルとは何か

ここでは、Eさんの説明モデルはどのようなものであったかをEさんの語りの中から見出していく。

(1) 認知療法いう医療ツールのもつ意味の再構成

Eさんは、二度目の再発をした際、正社員からアルバイトへと降格するという体験をした。

【E-6】多少ストレスがあっても、うつにならない程度に働けるようになってしばらく働けていたけど、また再発したんです……今度は、実は正社員をクビになってしまったので、今、アルバイトなんです……二回目［の休職］になると、［正社員をクビになるのは］さすがに仕方がないですよね。［それでも］すごいショックでした……だけど、しばらくしてから［正社員をクビになったのは］よいチャンスだと思って。前々から考えていたんです、「ＰＳＷになろう」って。フリーターって肩書は嫌なんで、学生になっちゃえと。

Ｅさんは、「正社員をクビ」になったことは「すごいショック」だったが、ＰＳＷ（精神保健福祉士）になるための「よいチャンス」と開き直ったという。そしてＥさんは、「ＰＳＷになろう」と決めてからは、将来の「仕事に活か」すために「半分セミナーに行くような感じ」で認知療法に取り組むようになったという。

【Ｅ－７】［認知療法には］患者として行くんですけど、半分セミナーに行くような感じ［で通っている］。恋愛に対するネガティブなスキーマをなんとか打開したいなと思っていたら、目から鱗でしたね、実際教えてもらうと……［カウンセラーには］どういう意図で、患者にこの言葉を投げかけるか、その裏側まで話してもらっている。将来勉強して、ＰＳＷの仕事に活かしたいと思っているので。

この語りからは、Ｅさんが認知療法を治療ツールとしてだけでなく、将来の自己形成のためのツールとして位置づけていることが分かる。

このように、Eさんは、認知療法という精神科医療ツールのもつ意味を再構成することによって、自分なりの説明モデルを作り出していた。そのことで、自分自身の目の前に起きている「正社員をクビになる」という危機的体験が持つ否定的な意味を肯定的なものに変え、自己像への衝撃を和らげていたと捉えることができるだろう。

（2）自動的思考とセロトニン

Eさんは、認知療法の知識と経験を踏まえて、うつを次のように定義している。

【E－8】認知療法って、セロトニン出したもの勝ちなんで。どんな無理矢理でも、セロトニンが出て、いい気分になれば［いいんです］。〔認知療法を〕やったらね、いい気分になったんですよ。結局、自動的思考から適応的思考までたどり着かないのが、うつ病になりやすい人［だと思う］。

Eさんは、うつ病を「自動的思考」から「適応的思考」にたどり着くのが難しい状態と捉え、うつ病からの回復の評価基準を「セロトニンが出ていい気分」になることと表現していた。ここからは、Eさんの説明モデルが、「自動的思考」「適応的思考」という心理学的な用語と「セロトニン」という生理学的な用語を折衷して作られていることが分かる。

（3）「こっちの世界」と「仕事の世界」

Eさんは、社会人になって自助グループに通うようになってからの経緯を次のように語った。

【E－9】［社会人になって再発してから］最初に自助グループに行った時は、自分と同じようなうつ病経験の人とかがいるんだろうなと思っていたら、実際は、八割が統合失調症の方ですよね。逆にうつ病が、少数派くらいな感じ。しかも、症状を見ると、自分より重たそう、みなさん。呂律の回らない方もいらっしゃいますし、目もうつろな方もいらっしゃいますけど。ぱっと見、自分はここに居ていいのかなと、最初の頃思ったんですよ。でも、そんな自分でも皆さん、何も戸惑うことなく、温かく受け入れてくれた。その人たちに救われたなというのが一番の思いでしたね。

Eさんは、「八割が統合失調症の方」という自助グループのメンバーに温かく迎え入れてもらったことを契機に、ピアサポーターをはじめとした当事者活動にも熱心に参加するようになったという。例えば、次の語りからは、Eさんがピアサポーターとして貢献するために必死になっている様子が伝わってくる。

【E－10】ピアサポーターって、一番は精神障害者地域移行支援ですから、病院に出向いて、その入院患者の方と触れ合って、地域に出るメリットとか、どういう風に暮らしていけばいいかっていう話をしていく活動なんです。僕が不安に思っているのは、いかんせん〔自分は〕病気持ちに見えない。しかも、入院経験がないんですよ。説得力を持って、入院患者さんの心に響くように接することができるかなと〔思うと不安〕。だから、自殺未遂をしたとか、街中で叫んだとか、そういう部分をどんどんアピールしようかなとは思っているんです。（いろいろな活動をされているんですね）正社員だったら、できないですよ。

本章の冒頭の語り（【E－1】）で示したように、当事者活動と塾講師という二足の草鞋を履くEさんは、前者の世界を「こっちの世界」、後者の世界を「仕事の世界」と区別していた。Eさんの定義では、「こっちの世界」とは心の病を抱える人を中心とした世界を指し、「仕事の世界」とは健常者中心の世界を指している。そして、Eさんは、「こっちの世界」では自分が必要とされていると感じ、逆に「仕事の世界」では受け入れられていないと感じていた。

次の語りからは、Eさんが「仕事の世界」の中の健常者を、うつ病者を「うまく扱えない人」と位置づけていることが分かる。

【E－11】患者とね、そうじゃない人との軋轢ですかね。偏見というよりは。会社にいて思いますもん。そこまで偏見ないですよ、うちの会社。よい会社っていうのありますもん。偏見はなかったんですけど、やっぱりね、どう接すればいいのか分からないって戸惑っていて、〔うつ病者を〕うまく扱えない人が多かったですね。

Eさんは、「こっちの世界」と「仕事の世界」とに区分することで、自らに降りかかる問題群を整理しなおし、その問題に取り組むための指針を定める説明モデルを構成していた。具体的には、「こっちの世界」で生じる問題群に対しては、将来の自己形成につながるような方向へと発想を転換させて対処し、「仕事の世界」で生じる問題群に対しては、周囲の人のうつを扱うスキル不足に原因を求めることで、自己像への否定的な影響を軽減させていたと考えられるだろう。

2-6　Bさんの説明モデルとは何か

ここでは、Bさんの説明モデルがどのようなものであったかの要約を示すこととしたい。

(1)「生活リズムをつける」と「人に慣れる」

Bさんはインタビュー中、「自分が主治医」「生活リズム」「人に慣れる」というフレーズを繰り返し用いた。頼れる医療者のいなかったBさんにとって、生活リズムの回復と人に慣れるという指針が、「自分が主治医」として振る舞うための説明モデルの一角を担っていた。

そして、Bさんにとって生活リズムの回復は体の芯を作りかえることを意味し、人に慣れることは脳を活性化させることを意味していた。つまり、Bさんは、体の芯や脳といった身体に関する用語を用いて、自分のうつを位置づけていた。

また、Bさんは、健康な人の心身は白と黒のメリハリがくっきりしているが、うつの人の心身はメリハリがなく灰色の状態であるという。そして、電気ショック療法は一時的に灰色の心身を白と黒のメリハリのきいた心身に変えることのできる方法ではないかと考えているという。

以上からは、Bさんの説明モデルが、症状とその対処の説明に重点を置いて形作られていることが分かる。

クラインマンによると、説明モデルが病気エピソードを説明しようとする際、次の五つに分けることができるという。その五つとは、①病因論、②症状のはじまりとその様態（以下、症状と略す）、③病態生理、④病気の経過、⑤治療法、であるという。そして、治療者の説明モデルは、上の①から⑤のすべてに答えようとするのに対し、病者と家族の説明モデルが注意を向けるのは、最も際立った心配事に対してのみであるという（Kleinman 1980=1992: 115）。

ここで、Bさんのうつ病に関する説明モデルを上の枠組みで整理してみよう。Bさんによれば、白と黒のメリハリのきいた状態が灰色になった状態がうつであり（＝②症状）、うつからの回復には「生活リズムをつける」「人に慣れる」という方法が有効（＝⑤治療法）だという。このように、Bさんの説明モデルでは、「②症状」と「⑤治療法」を強調していることが分かる。もちろん、Bさんの説明モデルの中に「①病因論」や「④病気の経過」が全くないわけではない。しかし、生活者としてのBさんにとって重要な課題は、うつ症状をコントロールすることであり、「①病因論」「③病態生理」

「④病気の経過」は「際立った心配事」ではなかった。そのためBさんは、「②症状」と「⑤治療法」

に当たる部分を選び取って、自身の説明モデルの中核に据えていたと考えるのが妥当だろう。

（2）「自分が主治医」という自己像

Bさんが「自分が主治医」になる覚悟を決めたのは、この人になら託せると思えるような治療者に出会えなかったからだという。Bさんは、薬物療法について、「主治医」として抗うつ剤を自分で調整していた。また、「主治医」としてのBさんは、カウンセラーに、うつ患者であるBさん自身に対して、治療をするのでなく話す練習相手としてかかわるよう指示を出していた。このように、Bさんが、「自分が主治医」という態度を徹底して貫き通せるのは、「生活リズム」「人に慣れる」をはじめとした「説明モデル」を自分なりに作り上げ、それに全幅の信頼を寄せることができているからだろう。

ところが、「自分が主治医」とまで言い切るほどの自信に満ちていたBさんは、「実際の社会」に出てみた途端、うつから得たと考えていた自分の豊かさは役に立たずどんどん摩耗していると感じるようになったそうであり、長い経過の中では自己像が揺れ動き続けていた。

多くの慢性疾患患者は、社会的役割の遂行度合いに応じて、肯定的な自己像と否定的な自己像の間を「振り子状」に揺れ動くサイクルをたどるという（Yoshida 1993; 崎山・三井 2000: 77）。Bさんは、うつの体験で培ってきたと思っていた豊かさが、インタビュー当時の社会的役割には全く役に立ってないことに失望していたが、多くの慢性疾患患者と同様にBさんもまた、肯定的な自己像と否定的な自己像を振り子状に揺れ動くプロセスを歩んできたと捉えることができるだろう。

2-7 どのような説明モデルだったのか

ここでは、EさんとBさんの説明モデルがどのようなものであったかを改めて整理する。

まずは、Eさんの説明モデルである。Eさんはうつを「適応的思考」にたどりつかない状態と捉え、認知療法に取り組めば「セロトニンが出て気分がよくなる」と考えていた。これは、心理学的な理解と生理学的な理解を折衷したものと言えるだろう。また、Eさんは自分自身を、医師との関係では「双極のⅡ型」患者、仕事の同僚との関係では「うつ病」者、当事者活動では「こっちの世界（＝心の病を抱えている人を中心とした社会）」のメンバーというように、精神科診断カテゴリーを使い分けながら自己を呈示していた。さらに、自身の家族を「high EE」な家族、周囲の健康な人を「うつをうまく扱えない人」と捉えなおすことで、それらの人との心理的な距離を適度に保ってつきあっていた。そして、認知療法を治療ツールとしてだけでなく、将来の仕事につながるツールとして位置づけていた。

次に、Bさんの説明モデルである。Bさんは、うつを白と黒が混ざった灰色の心身状態と捉えていた。そして、その灰色のうつの状態は、「生活リズム」「人に慣れる」といった身体に働きかけるアプローチによって、白と黒のメリハリがきいた健康な心身状態に戻すことができると考えていた。また

Bさんは、自分自身を「主治医」と位置づけ、本来の医療者が、患者としてのBさんにどのように関わるかを管理しようとしていた。例えば、医師が処方した薬物についてはBさんの判断で内服量を調整し、カウンセラーに対しては話す練習をする相手として振舞うように伝えていた。さらに、Bさんは自分自身を「うつの人」というカテゴリーに同一化し、他のカテゴリーの精神疾患患者とは区別していた。また、家族との葛藤に対しては、「怒るべきときには怒らなければならない」とする心理学者の著書の発想を取り入れて対処していた。

以上からは、EさんとBさんが、精神医学や心理学の専門的な知識やツールを素材としながら、自分なりの説明モデルを作り上げていたことを見てとることができる。また、彼らの説明モデルは、うつがどういう状態でどのように対処するかを示すだけでなく、医療者や医療ツールの役割を限定し、うつをめぐる周囲の人をどのように位置づけるかを含む内容であったことも強調しておきたい。

3　考察

3-1　インタビュー当時の違和感はどうなったか

EさんとBさんの病いの語りは、医療者が用いる疾患用語を素材に、自分なりの説明モデルを作り上げることで、医療者にできる限り頼らずに〈自己管理〉を行っていた物語であったとまとめることができる。EさんとBさんの語りは、疾患用語を使って構成されていたために、使用されている用語は医療者と共通していることが多い。しかし、その用語の意味づけや用いられ方が患者の説明モデルと医療者の説明モデルとの間で異なっているために、その齟齬がインタビュー当時の違和感につながっていたと考えられる。

それでは、本章の冒頭で触れた「医療者と距離がある」「枝葉末節にこだわり過ぎている」というインタビュー当時の違和感は、再分析を終えた今、どのように捉え返すことができるだろうか。

まず、「医療者と距離がある」という印象についてである。EさんとBさんは、医療者や家族を当てにしていなかったため、自分で自分を統御しながら疾患管理や生活調整を行うための説明モデルを必要としていた。そして、その説明モデルは、医療や医療者をツールのひとつとして利用するという内容であったため、クラインマンの想定するような医療者と患者が対等であるような横並びの関係性が成立しているとは捉えにくく、EさんとBさんの語りからは「医療者と距離がある」というネガティブな印象を受けたと考えられる。

次に、「枝葉末節にこだわり過ぎている」という印象についてである。インタビュー当時、EさんとBさんの語りは、専門知識の一部に注意を集中させすぎていてバランスを欠いているように聴こえた。しかし、患者に寄り添う視点から見直してみると、医療の知識体系の中から自分自身の実感に合う部分に焦点を当てて説明モデルを作り上げることは、むしろ省エネで合理的であったと捉え返すことができる。まさにクラインマンが言うように、患者の説明モデルとは、患者が「特定の健康問題をどの程度重要と考えているかを明示してくれる」（Kleinman 1980=1992: 115）ものであったと、今なら理解することができる。

3-2 〈自己管理〉の前提としての説明モデル

それでは、EさんとBさんはなぜ、医療者の提示した説明モデルをそのまま受け入れず、自分なりの説明モデルに組み替えていたのだろうか。

第一は、疾患用語を素材に自分なりの説明モデルを構築することは、医療者や家族との関係性を変える機能があったからであろう。具体的には、「適応的思考」等の医療者の用いる言葉を使うことで、医療者に対して従属する受け身の立場から、逆に医療者や医療ツールを活用するという主体的な立場に身を置き直すことが可能となった。また、家族とのもつれた関係を、「high EE」等の専門知識を用いて位置づけ直すことによって、家族に対して、感情的に巻き込まれずに心理的な距離を置けるようになっていた。つまり、疾患用語を用いて自分なりの説明モデルを構築することは、医療者や家族に対して、従属的で感情的に巻き込まれる受け身の立場から、状況を統御できる主体的な立場に押し上げる機能があったと捉えることができるだろう。

第二は、医療者が提示する医学的に正しい説明モデルでは、患者が生きる意欲を得ることができなかったからであろう。具体的には、Eさんは、治療ツールとしての認知療法を将来の仕事に活用できるツールと読み替えることで、未来に希望を持ちながら生き生きとした生活を送っているように見えた。また、「生活リズムをつける」「人に慣れる」という身体にアプローチする説明モデルは、Bさんの日々の生活を回復に向けたものへと方向づけ、意欲的に生きることを可能にしていた。つまり、患者なりの説明モデルには、回復意欲や希望といった力強く生きるために必要な力を引きだす効果があったと捉えることができるだろう。

このように、疾患用語を素材に患者なりの説明モデルを構築することには、第一に、医療者や家族との関係性を従属的なものから主体的なものに変える機能があり、第二に、回復意欲や希望といった生きるために必要な力を引き出す効果があったと捉えることができる。

3-3 医療者が患者の〈自己管理〉の物語を聴くために

本章での再分析を踏まえると、患者視点の〈自己管理〉とは、周囲との関係を自分で統御し、また自分なりの実感にそってつかみ取ったやり方で疾患の管理や生活の再組織化を試みることとまとめることができる。この〈自己管理〉とは、医療者の視点からは、医学的に間違った疾患管理に見えるかもしれないが、患者本人からすれば、医療者に勧められるやり方よりもはるかに自分にフィットしたものとして経験されている、生活の意味づけと統御のやり方である。本章で検討してきたような患者なりの説明モデルとは、こうした意味での〈自己管理〉を可能にしているツールである。そしてEさんとBさんは、おそらく、このような〈自己管理〉を編み出すことによってこそ、生きる力を育み蓄えていた。この〈自己管理〉は、さまざまな意味で失敗する可能性もはらんでいるだろうが、それでも今ここで確かに本人が生きる力を得るための重要な手がかりとなっているのである。

また、患者が自分なりの説明モデルを構築することは、昨今注目を浴びている当事者研究の流れの中に位置づけることが可能だろう。当事者研究は、従来の精神科医療において奪われてきた、当事者自身の当たり前の苦労を自分自身のものとして取り戻そうとする活動であった（熊谷 2017: 2-9）。つまり、当事者研究を行うことそのものが、当事者自身の〈自己管理〉を手助けするための仕掛けだと捉えてよいだろう。

それではなぜ、筆者はインタビュー当時、EさんとBさんの語りを〈自己管理〉の物語として理解できなかったのだろうか。

最大の要因は、医療者側の説明モデルこそが「正しく一貫性がある」ものと無自覚に思い込んでいたためと考えられる。クラインマンによれば、専門家は「専門知識の供給者としての役割を担って」おり、「治療者としての果たすべき責務と自分の行為を合理化しようとする強い欲求とに強くとらわれている」という（Kleinman 1980=1992: 118-9）。インタビュー当時の筆者は、医療者の持つ説明モデルを正しいものとして自分の行為を合理化しているのではないかという思いに及ばなかった。そのため、医療者とは異なる医療用語の用い方をしたうつ患者の説明モデルを一段低く見積もって「間違っている」と判断していた。まさにこれらは、クラインマンが述べるように、「一般の人はふつう、医療の専門家に対して自分の説明モデルを進んで説明しようとはしない」が、それは「専門家の目には自分の信念などまちがいでばかげていると映るだろうと思うから」（Kleinman 1980=1992: 116）という指摘を裏書きするものであったと言えるだろう。このように考えると、患者視点の〈自己管理〉とは、自分の生活実感にあった説明モデルを構築することで自身の回復する力や希望といった生きる力を引き出すものであった。それに対して、医療者視点の「自己管理」とは、患者が医療者の説明モデルを内面化することで疾患や生活を制御することであると整理することが可能だろう。

■注

1　ＥＥ研究は、初め統合失調症患者を対象に行われていたが、後に抑うつ神経症、うつ病、神経性無食欲症、肥満患者などでも有効性を明らかにしてきた。家族以外にも、患者と密接に関わる職員（看護師、グループホーム職員など）のＥＥが把握され、ケアの質に関係することが明らかになった。ＥＥを生み出す要因として、家族の生活負担や精神疾患の症状や治療法、利用可能な社会資源に対する知識不足、家族の問題対処技術の未習得などとの関連が指摘されている。すなわち、high EE は家族の特性というよりは慢性疾患患者を身内に持つことによってもたらされる、家族のストレス反応であると考えられるようになった（大島 2011）。

第4章 他者に依存しすぎているように聴こえた語り

本章では、インタビュー当時、他者に依存しすぎているように聴こえたAさん、Dさん、Fさんの語りを取り上げる。Aさん、Dさん、Fさんの語りから当時の筆者は、「医療者に頼りすぎではないか」「もう少し自力で対処できるのではないか」という違和を覚えていた。

Aさん、Dさん、Fさんの語りには、次の二つの共通点があった。

一つめは、Aさん、Dさん、Fさんが、医療者だけでなく、家族や親戚、職場の同僚、知人や友人といった様々な身近な人々を頼りにしながら療養生活を送っていた点である。これは、第3章で取りあげたEさんとBさんが医療者を含む周囲の人々を当てにしていなかったように見えたことと対比すると、真逆の構えである。

二つめは、筆者が、調査協力者と医療者との関係性に違和を覚えた点である。具体的にその違和とは、「医療者との距離感が近すぎるのではないか」（Aさん）、「医療者の指示に従うのみで主体性がないのではないか」（Dさん）、「医療者の援助が不足しているのではないか」（Fさん）という内容である。今から振り返るとその違和感は、医療者が患者との間にセルフケアを支援する適切な援助関係が築かれていないのではないかという疑念から来ていたと考えられる。

本章では、医療者だけでなく様々な人を頼りにしながら生活をしている慢性うつ患者の姿を捉えるために、事例の分析視点として、クラインマンの「ヘルスケア・システム」概念（Kleinman 1980=1992: 25-75）を導入し、他者に依存しすぎているように聴こえた三人の調査協力者の語りを再分析する。

1　分析視点：クラインマン「ヘルスケア・システム」

まずここで、クラインマンのヘルスケア・システム概念について整理する。

クラインマンは、病者が自らの心身の不調を意味づけて対処したり治療者の援助を求める時に、社会や文化が提供する体系全体を「ヘルスケア・システム」と呼び、それを「民間セクター（popular sector）」「専門職セクター（professional sector）」「民俗セクター（folk sector）」の三つの場に分けた。民間セクターとは、自己治療と家族や知人などの素人間のネットワークからなる領域である。専門職セクターとは、「組織された治療専門職」が活躍する場であり、多くの国々では生物医学に基づく近代医療の治療者からなる領域である。民俗セクターとは、専門職セクターとは異なる世界観を持つ

「非専門職・非官僚的なスペシャリスト」が活躍する場であり、具体的には、漢方や鍼灸、信仰や宗教的治療、多くの伝統医療の治療者からなる領域である。

クラインマンは、三つのケアの場のなかでも民間セクターの役割を重視していた。その理由は、民間セクターは、一貫性や整合性にこだわらないために専門職セクターや民俗セクターとの間に鋭い対立を起こさずに、それぞれのセクターをどのように利用するかを決定しそこでの治療の効果を評価する司令塔的な機能を持つ領域と位置づけていたからである。

また、クラインマンのヘルスケア・システム概念では、疾患の治癒を前提としていないことが重要である。病者は、ヘルスケア・システムの三つのセクター間を行き来しながら心身不調に対処するが、ヘルスケア・システムの主要な目標は、疾患の治癒ではなく、「疾患を効果的にコントロールすること」と「病気がつくりだす生活上のさまざまな問題に私的、社会的意味を与えること」である(Kleinman 1980=1992: 89)。前者の「疾患を効果的にコントロールすること」とは、具体的には、症状の自己観察や対処、指示された治療法の実行、定期的な受診、生活リズムの調整、ストレス管理等のような症状を悪化させないために疾患を管理する行為全般を指している。

以上のように、クラインマンは、ヘルスケア・システム概念を、社会的文化的レベルで提供される既存の「ローカルなシステム」(Kleinman 1980=1992: 42) として位置づけていたが、本章では、患者自身が自ら構築し状況に応じて変化していくという点を強調するために、「患者個人が思い悩み試行錯誤しながら構築する動的な仕組み」と定義し直して用いる。

クラインマンの研究の特徴は、第一に、ごく普通の人々のありふれた出来事を中心とした「日常的な領域」に焦点を当てた点であり、第二は、近代医学のほか民間医療や代替医療など異なる複数の医療システムが並存し影響を及ぼし合っている状態を示す「医療の多元性」に注目した点である（梶谷 2006）。これまで、クラインマンのヘルスケア・システム概念を用いた研究には、西洋医療と民間医療の補完関係に着目したもの（牛山 2015）、心理カウンセラーや仏教者による支援の位置づけを問うたもの（東畑 2017; 村岡 2003）、民間医療を利用する患者の背景を分析したもの（辻内ら 2005）があるが、いずれも第二の特徴の医療の多元性に着目したもので、第一の特徴の日常的な領域の出来事に焦点を当てて患者の経験を理解しようとしたものは見当たらなかった。本章は、ヘルスケア・システム概念を用いることで、慢性うつ患者の日常的な領域で起きる出来事に焦点を当てて、患者の病いの経験を理解しようとする研究と捉えることができ、クラインマンの研究の第一の特徴に連なるものと位置付けられる。

2　事例の再分析

2-1　調査協力者と方法

本章は、表8に示した三名の調査協力者の語りを再分析の対象とする。また、本章の再分析では、調査協力者一人ひとりが構築したヘルスケア・システムの変遷に着目しながらデータを整序づけたうえで、それぞれの調査協力者の語りの理解を試みるという方法をとる。

2-2　他者を二分化する語り

最初に、Aさん、Dさん、Fさんの語りにも、Cさん（第2章）やEさんとBさん（第3章）の語りと同様に、他者を二分化する語り口が随所でみられたことを確認しておく。

【A-1】科学的に治るってことじゃなくて、病気を知っている教え子が電話をかけてくれる、「就職に来ませんか」って声をかけてくれるっていう非科学的な世界……科学では割り切れない偶然性みたいなものを大切にできるようになった、信じられるようになったっていうか。

【D-1】うつっていうのは、動けない。なぜ動けないとか、やる気がないとか、朝苦手なの、それが理解できないみたい……混んでいるバス、乗れないんですよ。この前苦しくなっちゃって、過呼吸になっちゃって、座っちゃったんですよ。〔他の乗客が〕「どうされましたか」って。〔だから〕私、障害者手帳見せたんです。そしたら、距離を置き始めちゃって……最近私、「うつ病なんですよ」って言うようになったんです。そしたらやっぱりうつ病だけで遠ざか

表8　調査協力者の概要（第4章）

仮名	年齢	性別	通院歴	診断名
Aさん	50代	男性	13年	うつ病
Dさん	50代	女性	19年	うつ病
Fさん	40代	女性	11年	不安障害

る。まだ理解できないみたい。

【F－1】健常者に対しては、劣等感があって付き合えなかったんですよ。〔私のほうが〕避けてたんですね。

上の語りからは、Aさんが「科学的（な世界）」か「非科学的な世界（＝科学で割り切れない偶然的なつながり）」か、Dさんが「うつ病というだけで遠ざかる（うつ病を理解できない）」人か否か、Fさんが「健常者（＝劣等感を抱かせる）」か否かという患者なりの基準で他者を二分化していたことが分かる。このように、それぞれの調査協力者は、うつである自己を安心して呈示できる他者を自分なりの基準で見極めたうえで、自分なりのヘルスケア・システムの構築につなげていた。

2－3　Aさんが構築したヘルスケア・システム

図5は、Aさんが構築したヘルスケア・システムの概要を示したものである。

（1）主治医と相談員の使い分け（専門職セクター）

Aさんは、五〇代の男性である。Aさんが、最初に不調を感じたのは四〇代前半の時で、「〔病院での〕仕事に集中できなく」なり初めて心療内科にかかったという。そして、Aさんは、うつ発症後の

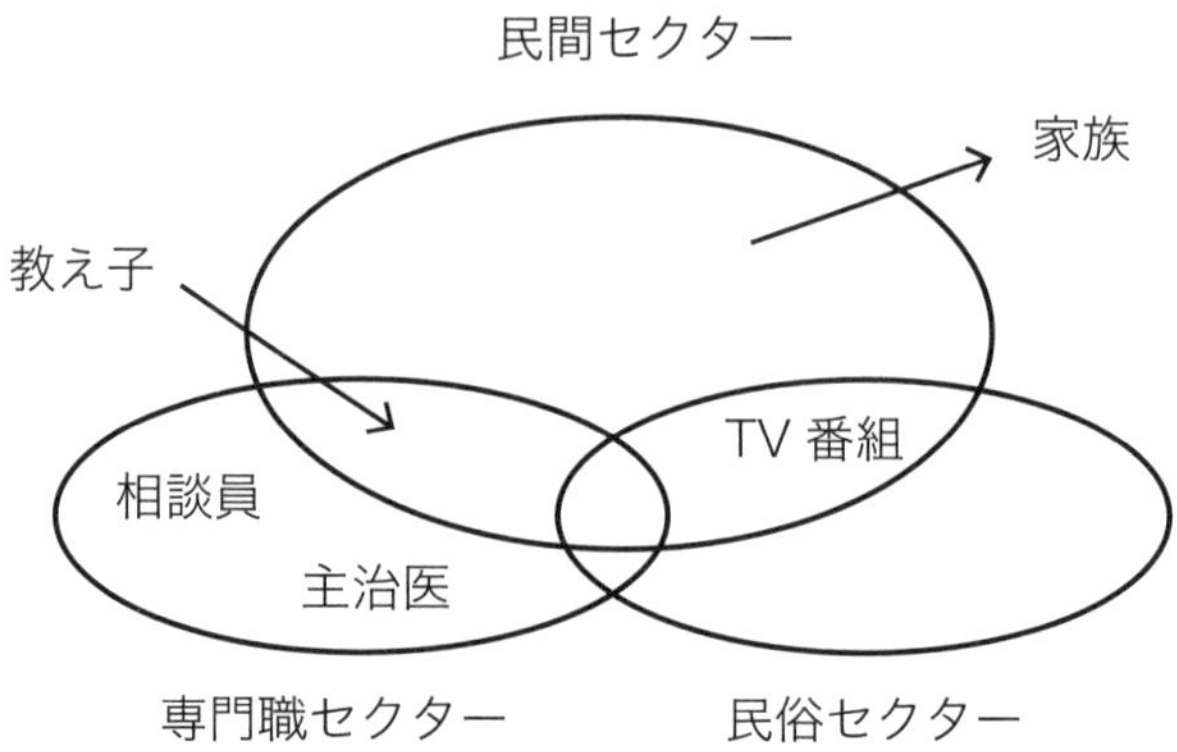

図５　Ａさんが構築したヘルスケア・システム
クラインマン（1980=1992:30）を元に作成

数年間、薬物療法重視の年上の医師にかかっていたが、「この長い病気につきあっていく」ために、「同世代」で「自助グループを否定しない」「社会・心理学的な要素の強い医局出身の」の医師に主治医を変更することにしたという。

さらに、Ａさんには、主治医以上に頼りにしていた福祉施設の相談員がいた。次の語りは、その相談員との一ヶ月に一度の面接について述べたものである。

【Ａ－２】病気になった理由っていうのは、私だけの理由で起こっているわけじゃないし、家族を支えていたりとか、職場で人間関係崩れたりとか、再発の可能性はいつでもある……〔福祉施設の相談員の〕Ｌさんは、自分のアドレスを利用者さんにオープンにしているんですよね。私は苦しくなると、彼のパソコンのメールにバンバン苦しい思いを打ち込んでおくんですよね。そうすると、一ヶ月後に会う時に、「今回の一ヶ月苦しそうだったね」っていう話から始まって、「どうしようか、その苦しさはどこにあるのかね」っていう話をしてくれるのは結構支えになっている。

このように、Aさんは、短期的には、日々の生活の苦悩を凌ぐために福祉施設の相談員Lさんとの月に一度の面接を「支え」としながら、長期的には、薬物療法一辺倒でない「社会心理学的」な治療に理解のある主治医に変更するというように、「専門職セクター」の医療福祉職を使い分けながら心身不調に対処していたことが分かる。

（2）家族と職場に対する期待の区別（民間セクター）

次の語りからは、Aさんが、うつ発症時とインタビュー時点との一〇年余りの間に、家族に対する期待を変えてきたことが分かる。

【A-3】「うつが発症して一〇年以上の間」経済的に困窮させて、「死ぬ死ぬ」みたいなことを毎日夕方になって言い出して、つらい思いをかけてきたわけですから、家族に治療的な態度を期待するのは、私は無理なような気がしている。

ここからは、Aさんが、家族には「治療的な態度」を期待しないという方針に切り変えることによって、家族との生活を維持してきたことが伺える。つまり、うつの長期化に伴い、Aさんは、家族をヘルスケア・システムの内側から外側に切り離したと捉えることができる。

さてAさんは、かつて教員をしていたことがあり、その時に何回か休職をしたことから「学生はみんなうつだって知っていた」という。その後教員を辞めることになるが、N病院で働く教員時代の「教え子」から「うちの職場で経験者を募集しているんだけど、今失業中だったら来ないかっていう電話が入った」ので「これは縁だな」と思い、AさんはN病院に勤めることにしたという。

【A－4】〈これまでの職場は〉「病気のことがばれるんじゃないか、失敗するんじゃないか」と頭がそのことを占めながら仕事をしていた……〈しかしN病院のように〉「訳ありでもいいじゃん」っていう雰囲気のある職場に恵まれてみると、仕事中に病気のことを考えないですむんですよ……教え子たちの対応は、病名も知っていますけど変に手加減することもなく、遠くで見守ってくれる。教え子たちには「誰ともコミュニケーションせずに考え込んでいたらやばい」とか、「残業し始めて家に帰らなくなったり、背伸びし始めていると思ったら帰れって言ってくれ」と伝えている。

この語りからは、Aさんの不調を示す「やばい」徴候を「教え子」が把握しているおかげで、Aさんは「仕事中に病気のことを考えずに」働くことができていることが分かる。つまり、医療者である「教え子」は、Aさんの職場の同僚として、うつ症状の観察やストレス管理といった疾患コントロールの一部を担っていたと言えるだろう。また、Aさんは、N病院以前の職場では、「病気のことがばれるんじゃないか」と怯えながら職業生活を送っていたが、教え子のいるN病院では、安心して仕事に注意を向けられるようになっていることが分かる。

（3）生き方を見直す契機としてのメディア〈民間セクターと民俗セクターの重なり部分〉

Aさんが、「今までの生き方」を見直すきっかけとなったのは、テレビ番組でたまたま耳にしたうつ病者の「キャリアウーマン」の言葉であったという。

【A－5】私が目から鱗だったのは、ＮＨＫの特集番組で、結構うつの特集、やるじゃないですか。大企業で働いているキャリアウーマンの方が、うつになっちゃってがくんと来て、今、家庭で仕事せずに生活しているけど、「私は幸せだ、神様がね、私がうつになって、このままの生き方じゃだめだよっていうのを教えてくれた」っていう言い方をしたんですよ。その言葉を聞いた時に、「今までの生き方がだめだよっていうこと、〈自分にとってその意味は〉何なんだろう」って考えるようになったんですよ……科学的に治るってことじゃなくて、病気を知っている教え子が電話をかけてくれるっていう非科学的な出会いとか……科学では割り切れない偶然性みたいなものを大切にできるようになった。

上の語りに続いて、Aさんは、マスメディアから得た情報を契機に、その後「残していいプライドと捨てたほうがいいプライドがあってうつになって降ろし」、「プライド」に振り回されていた「今までの生き方」を改めるようになったと語っていた。

このように、Aさんはメディアからの非科学的な情報に触れたことが、自分の生き方を見直す転機となっていた。

（4）小括

インタビュー当時の筆者は、Aさんの語りのなかの専門職セクターの経験に注目し、Aさんと専門職の関係性を批判的にみていた。例えば、福祉施設の相談員に対し「〔月一回の面接が待てなくなると〕メールにバンバン苦しい思いを打ち込む」という語りを、Aさんと相談員との情緒的な距離感が近すぎ依存的すぎるのではないかというような否定的な解釈をしていた。

ところが、ヘルスケア・システムの視点で再分析をしてみると、Aさんが様々な場を使い分けながら生活を回している様子が浮き彫りになった。具体的には、Aさんは、専門職セクターにおいて、短期的には、福祉施設の相談員に絶大な信頼を寄せながら日々の生活を回し、長期的には、薬物治療だけでなく心理社会的な治療にも精通している主治医を選択し直すというような戦略的な判断をしていた。また、民間セクターでは、家族に寄せていた期待を減じながら、職場では教え子である同僚に「疾患コントロール」の一部を肩代わりしてもらうことで、安心して仕事に付き合えるようになっていた。さらに、マスメディアから得た情報を契機に、うつの体験に「意味」を見出しながら新たな生き方を模索していたと捉えることができる。このようにAさんは、生活を回すためのヘルスケア・システムを試行錯誤しながら構築していた。

2-4 Dさんが構築したヘルスケア・システム

図6は、Dさんが構築したヘルスケア・システムの概要を示したものである。

(1) 医療者に対する絶大な信頼（専門職セクター）

Dさんは、同じ精神障害を抱える人を支援するピアサポーターを仕事にしている五〇代の女性である。三〇代の時に「夫の脳梗塞の介護をきっかけ」に体調を崩し、内科クリニックを経由して精神科にかかるようになったという。その時から始まった主治医とのつき合いは二〇年、カウンセラーとのつき合いは一九年となり、Dさんは、主治医とカウンセラーを「一番ひどい時を知っている人」と話し、絶大な信頼を寄せている。

【D-2】カウンセリングのいいところは、整理整頓をしてくれるんですよ……自分じゃ気づかないんですよ。それが苦手でできないのか、本当にできないのか、やりたくないから逃げているのか。それが自分では分からなくなっちゃう。顔を洗うのが、水が冷たいために顔を洗えないのか、顔を洗うのが嫌なのか。

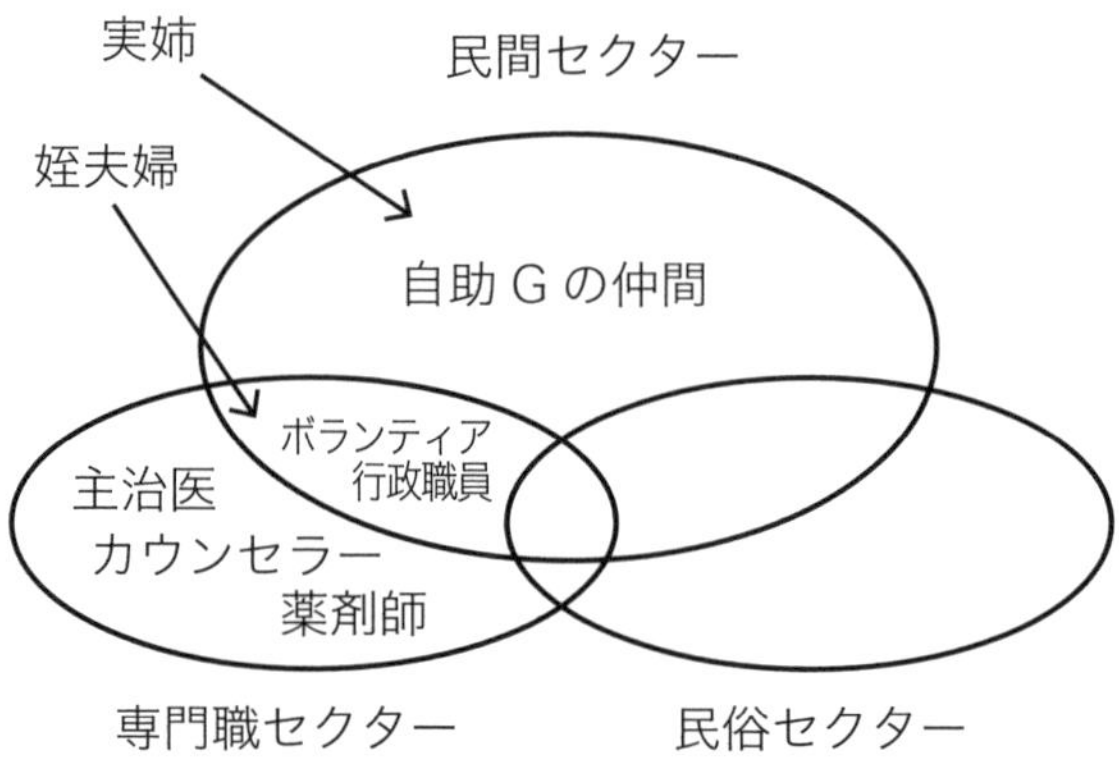

図６　Ｄさんが構築したヘルスケア・システム
クラインマン（1980=1992: 30）を元に作成

ここでは、「顔を洗えない」といった一見些細に思える生活上の問題を、カウンセラーに「整理整頓」をしてもらっていることが語られているが、Ｄさんは洗顔以外にも、掃除の仕方や休息のタイミングといった様々な生活上の課題を抱えており、そのほとんどの解決に向けた意思決定を専門職セクターの精神科医やカウンセラーに委ねていた。

（２）孤立を防ぐ人々（民間セクターと専門職セクター）

三〇代後半の時にＤさんは、「〔脳梗塞の〕主人の介護が大変だから助けてもらえないか」と親戚に頼んだことがあったが、「大丈夫だから奥さんがやれ」との返事で協力してもらえなかったという。また、近所の人とのつきあいでは、「体調が悪いから役員はできない」と言って理解を求めたが、その後「みんな声をかけてくれなくなった」という。このように、Ｄさんは、親戚や隣人にうつの理解を求めようとした行為が裏目に出てしまい、それ以降、「うつがひどいときは、病院と家の往復だった」と語る通り、長らく孤立した状況に置かれることになった。後述するように、この孤立経験は、Dさんがヘルスケア・システムを構築していく際の方向性を規定する重要な出来事となった。

四〇代の後半になってDさんは、「主人が寝たきりになって入院し家での介護がなくなった」のを機に、自助グループとつながることになり「うつが回復」してきたという。

次の語りからは、Dさんが、自助グループに所属する人々を「仲間」と呼び、その仲間を「死にたい」といった弱音を吐ける相手と位置づけていることが分かる。

【D－3】主人が入院、寝たきりになった時に、〔自助グループ代表の〕Pさんを知ったんですよ。その時に、仲間がいる。仲間といて、「死にたい」っていう言葉を使って大丈夫なんだと。

次の語りでは、Dさんが、ボランティアを「理解してくれる」人、薬剤師を「癒してくれる」「楽しませてくれる」人、福祉課の行政職員を「声をかけてくれる」人というふうに、自分自身を気にかけてくれる理解者として積極的に位置づけていることが分かる。

【D－4】精神保健の勉強をしたボランティアさんは、すごい理解してくれますね。「がんばっちゃだめ」とかいつも言ってくれる。「よく介護したね、私なんかできないよ」とか……薬剤師さんが癒してくれるんですよね。薬の話以外に、野球が好きだから野球の話もしてくれるし、楽しませてくれる……福祉課に広報や新聞の記事を読みたくて、ロビーに行くんですよ。そうすると、受付の人たちが声をかけてくれる。

Dさんが理解者と捉えている人々を、ヘルスケア・システムのセクター毎に位置づけてみると、自助グループの仲間は「民間セクター」に、ボランティアや福祉課職員は「民間セクター」と「専門職セクター」の重なり部分に、薬剤師は「専門職セクター」にと整理できるだろう。このように、Dさんは、「病院と家の往復だった」という孤立感に苛まれた経験を二度としなくてすむように、身近でさりげない関係の中に理解者を発掘することに専心して、孤立予防を目的としたヘルスケア・システムを構築してきたと捉えることができる。

（3）うつの理解に乏しかった姉の変化（民間セクター）

次の語りからは、Dさんが、一五年以上もうつに理解を示すことのなかった姉の態度が変わったことを、姪夫婦の影響があると捉えているのが分かる。

【D-5】最近、私の実の姉が近くに住んでいるんですけれども、やっと分かって来たんですよね。地震があったときも、「どこに行った?」「薬持ってた?」とか。（なぜ変わったんでしょうか?）毎日じゃないけれども、〈ピアサポーターの〉仕事をできるようになったからじゃないんですか。「お金が少なくたって仕事もらえるだけありがたいじゃない」と姉が言ってくれるようになった。姪は、精神科病院で看護師やってるんですよ。その病院でピアサポーターの仕事したことがあるから「おばちゃん、仕事している」って言ったんじゃないですか。姪の旦那も福祉の仕事をしているし。

上の語りでは、Dさんのうつに長年理解を示さなかった姉が、医療や福祉の専門職である姪夫婦の存在が触媒となって、ピアサポーターという仕事を果たせているDさんに対して、徐々に態度を軟化させるようになったことが語られている。ここからは、Dさんの姉が、「ヘルスケア・システム」の外側から内側に組み込まれようとしている過程を読みとることができる。

（4）小括

インタビュー当時の筆者は、Dさんが日常生活上の問題の認識や解決のための意思決定を、主治医やカウンセラーに全て委ねてしまっているように聴こえ、Dさんの主体性が不足し医療者に依存しすぎているのではないかと否定的な解釈をしていた。

ところが、専門職セクターの外側に目を向け再分析してみると、Dさんに対する見方が変わってくる。Dさんにとっては、社会的な孤立こそが最も恐れている事柄であったために、民間セクターのなかに孤立を防ぐ複数のつながりを確保しておくことが、Dさんの〈自己管理〉の最優先事項であったと捉え返すことができる。そのため、全幅の信頼を寄せている医療者に任せることができることは任せてしまうという判断は、うつで気力や体力が限られている状態を鑑みると、極めて合理的な選択であったと捉えることができる。

2-5 Fさんが構築したヘルスケア・システム

図7は、Fさんが構築したヘルスケア・システムの概要を示したものである。

(1) 専門職不信にいたるまで (専門職セクター)

Fさんは、四〇代の女性である。最初に不調を感じたのは一〇代後半の時で、「テンションが落ちちゃって家から一歩も外に出られなく」なり、そのまま高校は中退したが、その後大検を取ったという。大学時代に、テレビに出演していたカウンセラーを見て、「この人なら話を分かってくれる」と思い、カウンセリングを受けることにし、同時期に、自助グループにも通い始めた。その後、「カウンセリングの先生が〔異動で〕辞めた」のをきっかけに、自助グループのメンバーの影響で「初めて精神科の門をたたいた」という。しかし、精神科の診察時間は短くカウンセリングの代替とはならなかったため、行政の相談サービスを数年間利用してきたが、その行政サービスも「利用できなくなった」という。

【F-2】市の精神障害者をサポートする体制が変わったんですね。私が望んでいるようなサポート

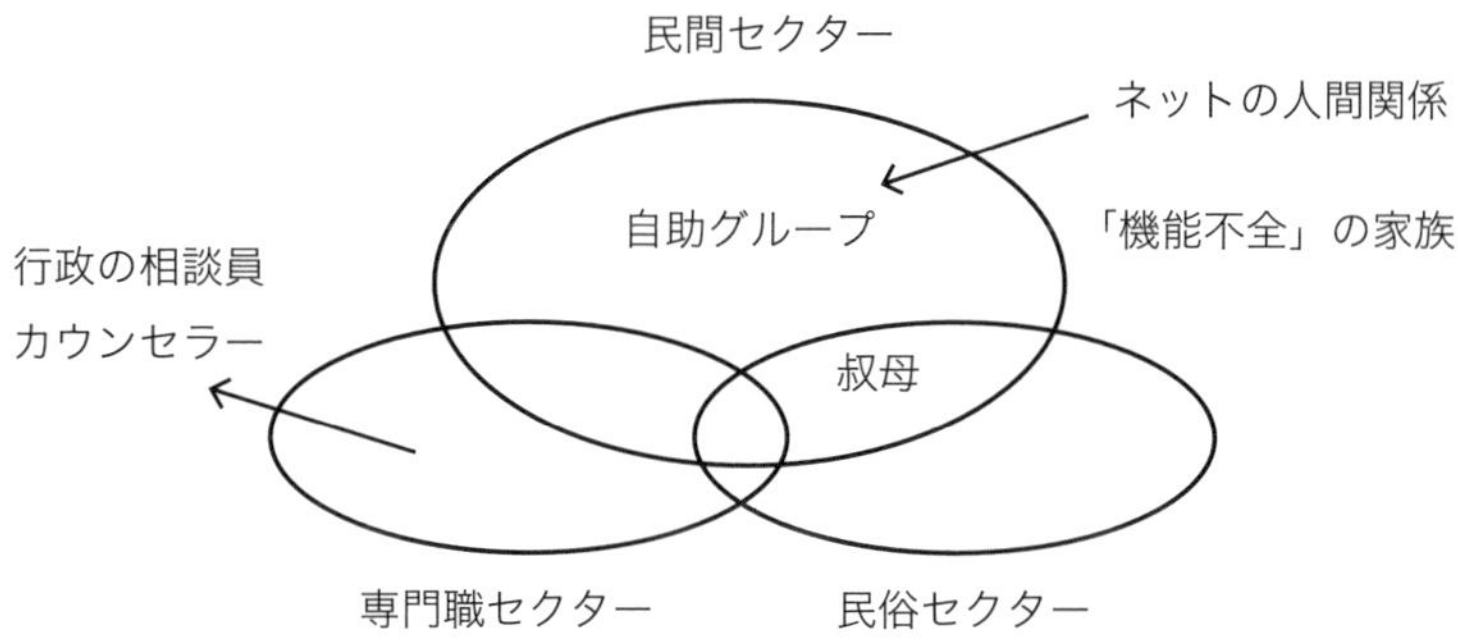

図７　Ｆさんが構築したヘルスケア・システム
クラインマン（1980=1992:30）を元に作成

ではなくなったんです。電話相談がなくなったことも含めて、組織が変わったというか……ちょっと利用できないなという感じで。ちょっと専門家不信になっちゃっている。頼ってもなんか、普通に異動とかあるじゃないですか。

ここでは、Ｆさんが、専門職側の都合で、専門職のサービスを受けられなくなった理不尽な思いを、「専門家不信」という強い言葉を用いて表現していることが重要である。

（２）ネット上の人間関係の機能（民間セクター）

Ｆさんは元々、自助グループの患者の関係とは異なる人間関係を欲していたそうだが、うつを発症した当初から健常者に対する劣等感が強く、健常者とまともにつきあうことができずにいたという。

【Ｆ－３】（自助グループで）会う人は患者ばかりだったんで、それ以外の人間関係を求めて、ネットっていう感じだった……本当にだめだったんです、健常者。あの人はこう働けるのに、私はこれしか働けないっていう、すごく人と比べちゃう癖があるので……（ネットのつき合いとは？）日記に書いて、アップしたりしているうちに仲良くなって直接電話で話したりとか。昨日も二時間くらい。……（調子が悪い時はネットで）その時に連絡がつく人（に頼る）。不安感とか、落ち込んじゃったりとか、それを逃がす手段として、話し相手（になってもらう）。本当にもう死にたいという時もあるんですよね。そういう時に、それを逃す手段としての話し相手。

この語りからは、ネット上の人間関係が、第一に、健常者との付き合いの代替となっていること、第二に、Ｆさんの「死にたい気持ち」を紛らわせるための重要なツールになっていることが分かる。

次の語りからは、Ｆさんが、思春期の頃から抱いてきた健常者対精神病者という図式の内容が、ネット上での健常者とのつき合いを重ねるうちに徐々に変化してきていることが分かる。

【Ｆ－４】ネット上でのつき合いでは、ふつうの仕事をしている人もいるんで……「仕事をしている人はしている人で大変なんだ」って……「精神病だから大変っていうわけでもないんだ」っていうのが分かってきました。

このように、Ｆさんにとってのネットのつながりは、「死にたい」という苦悩を「逃す手段」という疾患コントロールの機能と、健常者との対比で「精神病」者に与えていた否定的な意味づけを再考する機能の二つがあったと言えるだろう。

（3）両親と叔母の対照的な位置づけ（民間セクター）

次の語りからは、Fさんが、思春期の頃から抱えてきたうつに対して、ネガティブにしか意味づけられずにいた思いに何とか折り合いをつけようとしていることが分かる。

【F－5】（Fさんにとってうつはどういう意味があった？）機能不全家族（を断ち切った）。私が育った家庭もそうだったし、たぶん父が育った家庭もそうだったし、母の方もたぶんそうだったと思うんですよ。それを、私のところで断ち切ったっていうのが一番。（母は）父とね、仲悪かったんですよ。それが、やっぱり子どもにとってよくないって思って、すごく母が努力してくれた。

Fさんは、「機能不全家族を断ち切った」という意味を与えることによって、ネガティブにしか捉えられなかったうつを肯定的に意味づけようとしていた。

また、この語りからは、Fさんの両親が思春期の頃から頼りにならず、ヘルスケア・システムの外側に位置してきたことが推察できる。他方で、叔母は、ヘルスケア・システムの内側でFさんの生活上の問題に意味を与える頼りになる存在であった。その一例を挙げると、Fさんは、「必要なことだから起こっている」という叔母の達観的な価値観を取り入れることで、行政からの相談支援が断ち切られたという理不尽な出来事を意味のあることと肯定的に捉えられるようになったと語っていた。

（4）小括

インタビュー当時の筆者は、Fさんが、ネットの人間関係に依存しているように見えた行動を場当たり的な対処を繰り返してきたと否定的に捉え、いち早く専門職からの援助が得られるような調整が重要なのではないかと解釈していた。

しかし、Fさんが構築してきた民間セクターに着目してみると、Fさんのサバイバル能力に目を見張らざるを得ない。Fさんは、専門職セクターの支援が得られないとなれば、ネットのつながりの中から死にたいという気持ちを紛らわせることのできる他者を発掘して症状コントロールをしていた。また、「機能不全家族」という用語を用いて、自らのうつに肯定的な意味を付与しようとしていた。さらに、両親が頼りにならなければ距離を置きつつ、頼りになる叔母の達観的な価値観を取り入れて生き方の指針としていた。このように、ヘルスケア・システムという視点で再分析してみると、Fさんは民間セクターの中に埋めこまれているケア資源をやりくりしながら、したたかに生き延びていたと捉え返すことができる。

3　考察

3-1　インタビュー当時の違和感はどうなったか

インタビュー当時の筆者は、「医療者との距離感が近すぎるのではないか」（Aさん）、「医療者の指示に従うばかりで主体性がないのではないか」（Dさん）、「医療者の援助が不足しているのではないか」（Fさん）という違和感を抱いていた。つまり、医療者と調査協力者の援助関係に着目し、その関係の質が〈医療者が用いる〉セルフケア概念の基準から判断すると適切でないとして否定的に解釈していた。しかし、ヘルスケア・システムの視点からみると、慢性うつ患者は、誰を頼りにしていいかも分からず、また自らの問題が何かもはっきりと認識していない段階で、民間セクターを中心にケアを受けられそうな場を作るという〈自己管理〉を展開していたと捉え返すことができる。

インタビューでは、調査協力者から専門職セクター中心の話を聴けるものと想定していたため、実際に調査協力者が語っていた民間セクターを中心とした多様なケアの場の話を周囲の人間との葛藤と否定的に捉えるのみで、患者の語りを理解しきれずにいた。本章の再分析では、調査協力者が目の前の問題に対処するために、その都度その都度、ケアを受けられそうな場所や支援者を探し、それらに頼っている姿を捉えることができた。換言すると彼らは、期せずして構築してきたヘルスケア・システムの歴史をインタビューで語っていたと捉えることができるだろう。調査協力者は、様々なセクターにまたがるケア資源を自分なりの生活史の文脈で選択的に組み合わせ、うまく依存しながら生活を維持し、うつの経験に意味を見出していた。調査協力者の語りをこのように理解するならば、当時の分析では周囲の人間との葛藤と否定的な意味づけしかできなかった語りが、ヘルスケア・システムを構築するという方法による患者なりの〈自己管理〉の物語を語っていたと捉え返すことができる。

つまり、インタビュー当時の分析では、専門職セクターの方から患者の語りに焦点を当てて、医療者が患者のセルフケアをどのように援助できているかに重きを置いていた。それに対して、ヘルスケア・システム視点を用いた本章の再分析では、患者の語りを民間セクターの方から再構成し、患者の〈自己管理〉の過程を捉えていると整理できるだろう。

3-2 慢性うつ患者が構築した民間セクターの特徴

ここでは、慢性うつ患者が構築した民間セクターがどのような場であったのかを見ていきたい（図8）。本章の再分析では、民間セクターは次の四つの特徴を持っていた。

一つめの特徴は、民間セクターのなかに、民俗セクターと重なるような価値観を持つ存在が埋め込まれていたことである（図8の①）。具体的には、Aさんのテレビ番組でのキャリアウーマンやFさんの叔母は、偶然や必然に焦点を当てた非科学的な価値観によって患者本人の生き方に影響を与えることで、患者本人の〈自己管理〉を支えていたと捉えることができる。

二つめの特徴は、民間セクターのなかで、専門職の資格を持つ人が患者本人を支えていたことであ

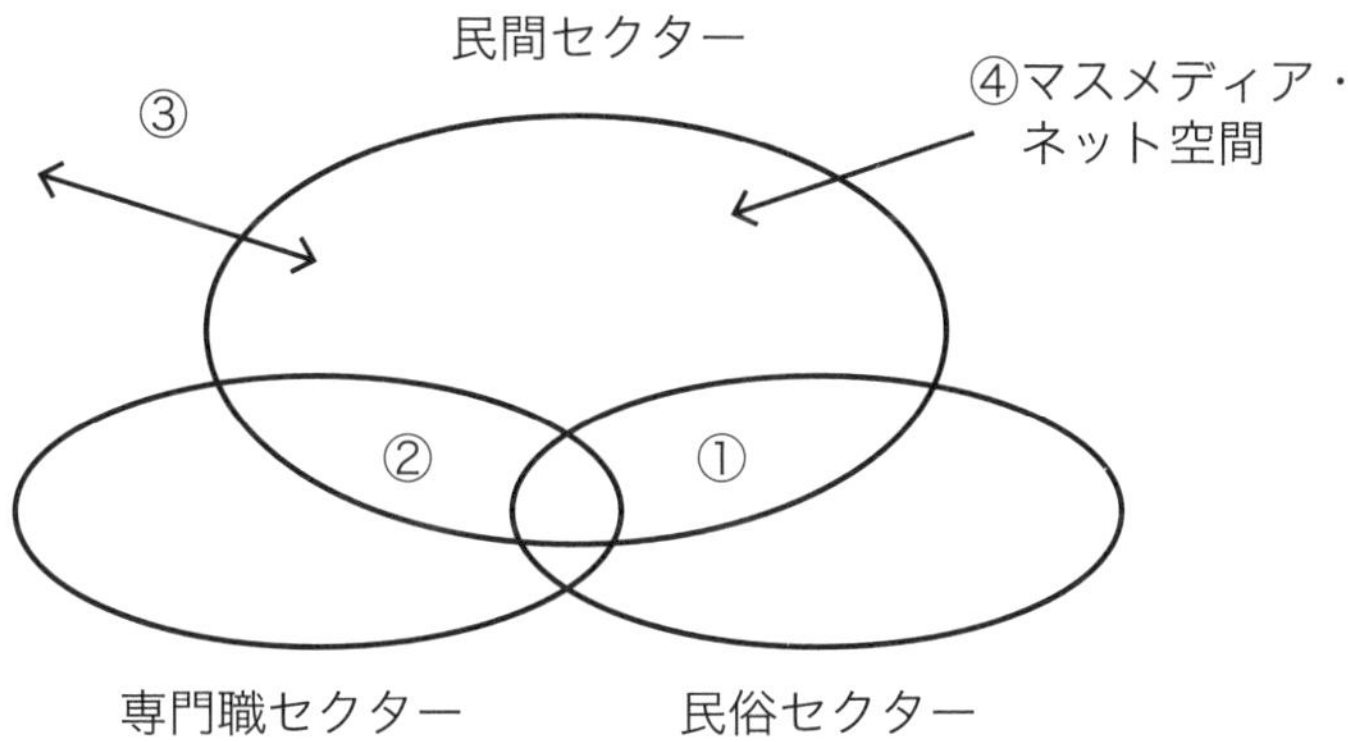

図８　慢性うつ患者が構築した民間セクターの区分
クラインマン（1980=1992:30）を元に作成

る（図８の②）。具体的には、Ａさんの教え子やＤさんの姪夫婦は、医療福祉の専門職の知識や経験を生かしたあり方によって患者本人の〈自己管理〉を支えていたと捉えることができる。

三つめの特徴は、民間セクターの構成メンバーが、時間経過に従って動的に入れかわっていたことである（図８の③）。具体的には、時間が経過するに従って、Ａさんの家族はヘルスケア・システムの内側から外側へ切り離され、Ｄさんの実姉は外側から内側に組み込まれていたと捉えることができる。

四つめの特徴は、マスメディアやネット空間から入ってくる情報が、慢性うつ患者の〈自己管理〉を支えていたことである（図８の④）。具体的には、Ａさんにとってのテレビ番組やＦさんのネットでのつながりがこれに当たる。

クラインマンが述べたように、民間セクターは一貫性や整合性にこだわらないという特徴を持つがゆえに、ヘルスケア・システム全体から見た場合に、多様な価値をもつ場を併存させることができる。本章では、患者の語りをヘルスケア・システム視点から見直すことによって、慢性うつ患者が、民間セクターを中心に多様な価値を持つ場を構築してきた過程を捉えることができたといえる。

3-3　医療者が患者の〈自己管理〉の物語を聴くために

本章では、患者視点の〈自己管理〉を、明確な目標に向かって何らかの成果を出すという水準で捉えるのではなく、様々なところにケアを受けられる場を作る行為と捉えてきた。それに対して、医療者視点の「自己管理」とは、専門職セクターでの医療者-患者関係の枠組みの中で、疾患や生活を制御することを目標とする行為と位置づけることができる。

慢性うつ患者が様々なところにケアを受けられる場を作るということは、様々な顔を見せられる場を複数持っているということである。ただし、それらの場が必ずしも疾患を効果的にコントロールし、生活上の様々な問題に私的、社会的意味を与えるという、クラインマンがヘルスケア・システム概念の中で想定していた目標に寄与するかは定かではない。だが、まずはケアを受けられるだろう場を作ることは、最終的にはそれらの目標につながる可能性を持っている。また、病いと付き合う日々のなかで、そのような場を意識的に作っていくことは、本人の負担も少ないとは言えない中で、現実的な方途としてかなり意味のあるものと言えるだろう。

本章の再分析から分かることは、地域包括ケア時代の医療者が、慢性うつ患者の語りを聴くためには、患者たちが構築したヘルスケア・システムに目配りをする必要があることである。

第5章

うつ病言説と慢性うつ患者の語り

第2章から第4章までは、医療社会学や医療人類学で創出された概念を手がかりに、慢性うつ患者の語りの再分析を試みてきた。ここまでの再分析を終えてみたところで、六名の調査協力者は専門的な言説を自分なりの理解の仕方で取捨選択しながら使っていることに気づかされた。インタビュー当初は、単に「専門的な言説をよく分からずに使っているだけ」と考えていたが、第2章から第4章までの再分析を終えた時点で、慢性うつ患者は、生き延びていくために本人なりの〈自己管理〉の一環として、専門的な言説を患者なりに捉え返していると受け止めるようになった。

そこで、慢性うつ患者の語りをうつ病言説の変遷の中に位置づけて理解する必要があると考えるようになった。別の言い方をすると、調査協力者が患者なりの〈自己管理〉を展開しながら必死に生き延びようとしているという視点が得られるまでは、患者の語りとうつ病言説との関係に着目することができなかった。ところが、医学モデルを内面化している医療者としての自己を客観視するうちに、患者の語りをうつ病言説のほうから捉え直してみようという思いが自然に生まれてきた。

本章では、第1節で日本のうつ病言説の変遷を整理したうえで、第2節で調査協力者の語りをうつ病言説の変遷の中に位置づけて再分析することとする。

1　分析視点：北中の日本のうつ病言説の変遷

本節では、次節の「事例の再分析」の分析視点となるキーワードを抽出するための準備として、医療人類学者の北中淳子の著作に基づいて、日本のうつ病言説の変遷を六つの時代に分けて整理する（表9）。

1-1　心身一元論的鬱病観（前近代）

古来より鬱[1]は落ち込んだ心理状態を表す言葉として用いられてきたが、他方で、その字体は草木が生い茂っている様子を示すように物ごとが盛んで滞っているという物理的な状態も示していた。そこには、憂鬱感を自然なこととして美意識をもって感じ取るまなざしがあった。一六世紀になると、うつ病の源流と考えられる「鬱症」はすでに日本の伝統医療に導入されていた。江戸時代には、人はあまりに激しい感情を経験するとき体内の気が留滞し、それが身体的な鬱を引き起こし、気鬱した身体は心理的な鬱をもたらすと考える「気の留滞論」が影響力を持つようになり、「気鬱病」として広く庶民の間で語られるようになったという（北中 2014a: 223）。

表9　日本のうつ病言説の変遷

時期	主要なうつ病言説	関連する事柄・出来事
前近代	心身一元論的鬱病観	・鬱症(16世紀) ・気の留滞論、気鬱病(江戸時代)
戦前	遺伝性の強調と神経衰弱言説	・クレペリンの躁鬱病概念(1901) ・森田療法 ・下田「執着気質」説
戦後から1980年代	病前性格・状況論	・テレンバッハ「メランコリー親和型」 ・下田説の再評価 ・笠原・木村分類(1975)
1990年代以降	ストレス説(過労の病)	・「電通裁判」の最高裁判決(2000)を典型とする一連の過労死裁判
	諦観の哲学(実存的な病)	・あるがままの自己を受け入れる
2000年代以降	脳神経化学的な病	・DSM-Ⅲによるうつ病概念の変化(1980) ・日本での新世代抗うつ薬の販売開始(1999)
	認知のあり方の病	・認知療法への注目(1980年代後半以降) ・認知行動療法の保険医療点数化(2010)
2010年代	人格の未熟さを示す病	・新型うつ病言説(2010前後)をはじめとする「道徳的な責め」を受ける
	生産性の病	・厚労省「職場復帰支援プログラム」(2009)・ストレスチェック制度(2010)

このように前近代には、心身の不調を気で捉えてきた心身一元論的な鬱病観が浸透していた。心身一元論的な鬱病観は、二〇〇〇年代に「うつは心の風邪」というキャッチフレーズが大流行したという事実から分かるように、現代日本にもその影響を読みとることができる（北中 2004, 2014a: 116-117）。

1-2　遺伝性の強調と神経衰弱言説（戦前）

一九〇一年以降、呉秀三がドイツ神経学的精神医学を日本のアカデミアに確立し、E・クレペリンの「躁鬱病」概念を導入したことで、前近代の鬱症は忘れ去られていく。

クレペリンの躁鬱病は明らかな脳病として限定的に定義され、その重篤性、周期性、遺伝性が強調され、躁鬱病者は異質な存在として分類しなおされていった（北中 2014a: 78-79）。

代わって、心労や過労から鬱に陥った人々を表象する用語として大流行したのは、「神経衰弱」であった。神経衰弱は、近代化がもたらす病として上流知識層の「過労の病」として一般化したが、徐々に精神的な弱さや怠慢さを意味する「人格の病」を意味するものに反転していき、精神科医の関心領域ではなくなった。この時に、医療に見放された神経衰弱患者に希望をもたらしたのは、森田正馬とその弟子たちによって唱えられた森田療法であった（北中 2014a: 87-97）。このように、近代最初の病であった神経衰弱は、日本において森田療法を生んだ（北中 2014a: 229）。

また一九三二年には、下田光造らが、模範人が陥る生物学的基盤を持つ鬱病概念を提唱した。下田の鬱病患者は、一度起こった感情が冷却することなくその強度が長く持続し、何事にも徹底的で正直で几帳面で責任感が強いという「執着気質」を持つとされた（北中 2014a: 100-101）。

1-3　病前性格・状況論（戦後～一九八〇年代）

戦前の精神医学界では、下田説はクレペリンの躁鬱病説の縛りが強くほとんど影響力を持たなかったが、戦後にドイツの人間学的精神医学の思想が紹介され始めてからこの状況は大きく変わった。当時のドイツにおいては、生物学的精神医学のナチズムへの協力体制が糾弾されるなかで、精神病の遺伝的決定論が見直され、普通の人々が陥る精神病として、社会的な視点から躁鬱病を捉え直す動きが高まっていた。

その思想的結晶として日本に紹介されたのが、H・テレンバッハの「メランコリー親和型性格」であった。テレンバッハは、内因[2]という概念を改めて見直し、特に単極型の躁鬱病をとりあげて、性格・状況・発病の関連性について考察した。テレンバッハは、うつ病になるような人は、秩序に親しみを感じる几帳面な性格を持っていて、その性格に見合った状況を自分で作り、それを生活の場とすることを見出した。そして、このような性格と状況との密接な連動によって形成される独特の構造のことをメランコリー親和型[3]と名付けた。それと同時期に、テレンバッハ説にきわめて類似した下田の執着気質説が再評価されるようになり、病前性格—状況論が一気に広まった(北中 2014a: 102)。

そして、一九七五年に発表された「笠原・木村分類」[4]は、従来の遺伝論のみならず、性格論、状況論も採り入れた分厚い記述を有し、社会科学の分析と柔らかで人間的な語り口を医療に導入することで、自然科学的な見方と架橋しようとする試みが結晶化したものだった(北中 2014a: 126)。

1-4 過労の病と実存的な病(一九九〇年代)

(1) ストレス説(過労の病)——精神障害の社会因の確立

日本ではうつ病の流行が、一九九一年から始まるバブル崩壊後の史上最悪の自殺率とも重なることで、うつ病が単に脳内異常としてのみならず、社会が構造的に生み出す「ストレスの病」「過労の病」と認識されるようになった(北中 2011, 2013b, 2019)。

このような、労働者が精神障害を発症しその結果自殺に至りうるという因果関係を明確にしたのが、二〇〇〇年の「電通事件」の最高裁判決であった。電通事件とは、一九九一年に当時二四歳だった大手広告代理店の電通社員が自殺した事件である。裁判では、弁護側が過重労働により精神疾患に罹患し自殺したため死の責任は電通側にあるとして争ってきた。その結果、二〇〇〇年の最高裁判決にて電通側の責任が認められた。当時はうつ病から自殺が起きるという考え方は一般的ではなく、精神障害といえば、個人の素因（個人因）が重視されており、環境ましてや仕事によって発症するというようなストレス因（社会因）の考え方は、精神医学界でも認められていなかった（北中 2017b）。ところが、電通裁判によって司法は、心の病が社会的に生じること、企業はそれに責任を持つべきであることを認め、その後の労働政策を塗り替えた。他方で、ストレスの結果としてうつ病を発症するというストレス説は、急速に産業医学の常識となったが、日本の精神科臨床における伝統的な病因論とは相いれず、新たな混乱が生まれることになった。

このような一連の過労自殺裁判を通じて、過労に注目した生理学的 - 社会的（バイオソーシャル）なうつ病モデルが広まったことで、うつ病者は、心理的葛藤を抱えた個人というよりはむしろ、バイオロジカルな力と社会的重圧による二重の意味での犠牲者として捉えられるようになった（北中 2014a: 171-197）。

（2）諦観の哲学（実存的な病）――あるがままの自己を受け入れる

過労うつ病をめぐる精神医学の言語は、無理な働き方を振り返る際の生き方を変えるための相対化の装置としても働いていた（北中 2014a: 223）。別の言い方をすると、うつ病は、自分の人生を振り返る機会を与えてくれる実存的な病という側面があった。主体へのこだわりを捨て自分の弱さを認め、無理な生き方を振り返り、あるがままの自己を受け入れることで逆にそこから自由になり回復につながるという「諦観の哲学」が、一九九〇年代の少なくないうつ病者の中で共有されていた（北中 2019）。この諦観の哲学を踏まえると、うつ病の病理の本質に「執着」を見出していた下田が、うつ病者がいかに自ら過労状況を構造的に作り出していくかに深い洞察を与えながらも、執着から自由になるという回復の道も同時に示していたと捉えることができるという（北中 2014a: 150）。

1-5 脳神経化学的な病と認知のあり方の病（二〇〇〇年代）

（1）脳神経化学的な病——新世代抗うつ薬の登場

第1章で触れた通り、日本ではうつ病患者が、二〇〇〇年代に入ってから激増したが、その背景には、DSM-Ⅲの登場[5]による「うつ病概念」の変化に加えて、新世代の抗うつ薬の登場、つまり「治療技術」の変化があった。新世代抗うつ薬は、従来の抗うつ薬と比較して副作用が少なく、さらに効果が早く発現すると言われており、日本では、一九九九年に認可され「パキシル」「デプロメール（ルボックス）」という商品名で売り出された[6]。日本人は精神病に非常に抵抗が強いというマーケティング調査から、製薬会社は身体の病のメタファーでうつ病を啓発するという戦略をとり、「うつは心の風邪」というキャッチフレーズで、新世代抗うつ薬のマーケティングを大々的に行い大成功をおさめた（北中 2017a）。このようにして、従来人生の問題とされてきた多様な鬱の現象が、脳神経化学的な変調としてのうつ病として精神科医療の対象となり、大規模なうつの医療化が始まった。このように、新世代の抗うつ薬がうつ病患者に処方されることによって、うつ病は脳神経化学的な病として位置づけられるようになった[7]。

（2）認知のあり方の病――認知行動療法という治療法

日本のうつ病治療は、一九九〇年代以降、過労とストレスに着目したバイオ・ソーシャルモデルのもと、薬物療法を軸としつつも休養と疾病の自然経過を重視してきたが、慢性化したうつ病患者の急増により、治療や回復の在り方が見直されるようになった（北中 2013a）。そのような背景のなか、認知行動療法は、薬物療法に匹敵する効果があるとされたことから、二〇一〇年に健康保険の対象となった[8]。米国では一九七〇年代後半から、うつ病を対象とした精神療法があいついで開発され、一九八〇年代を通してそれらの臨床効果が実証されてきた。なかでも、A・ベックの創始した認知療法は、最も多くの実証研究によってその効果が裏付けられたことから、今日のうつ病の心理学的アプローチのファーストラインに位置づけられている（中村 2009）。認知療法とは、人間の気分や行動が認知のあり方の影響を受けるという理解にもとづき、ものの考え方や受けとり方である認知に働きかけることによって精神疾患を治療することを目的とした構造化された短期の精神療法である（大野 2011）。日本では、認知療法は一九八〇年代後半から注目されるようになってきて、一九九〇年頃からは出自の異なる認知療法と行動療法を併用する実践家が増えてきて、それらを総称して認知行動療法と呼ぶようになった[9]。

1-6 人格の病と生産性の病（二〇一〇年代）

（1）人格の未熟さを示す病――新型うつ病言説

ストレスを受けるとうつ病になるというストレス説が広まると、うつ病診断を求める患者が急増し、その結果、安易な薬物療法が先行し、抗うつ薬の副作用でうつが慢性化・遷延化するようになった。そもそもうつ病とは、ストレスに還元しきれない様々な要因が絡んで発症することの多い複雑な病にも関わらず、ストレス説がうつ病理解を単純化、貧困化させることで、ストレスがなくなったはずなのになかなか回復できない労働者のうつ病が、人格の未熟さを示す病なのではないかとネガティブに捉えられ、「道徳的な責め」を負う事態となった（北中 2014a: 206-207）。その典型例が「新型うつ病」言説である（北中 2014a: 18, 傳田 2009; 吉野 2013; 中村 2018）。

野村総一郎の整理によれば、二〇一〇年代初めから耳にするようになった新型うつ病という呼称は正式のものではなく、メディア用語である。その後マスコミで取り上げられるようになったのを契機に、逃避的で未熟な人格を持った若者が陥る新型うつ病としてスティグマ化されるようになり、二〇一二年四月には、NHKスペシャル「職場を襲う〝新型うつ〟」が放映された（NHK取材班 2013）。新型うつ病という言葉の由来は、「『私はうつ』と言いたがる人たち」（香山 2008）の中で「うつ病という診断書をもらって休職し、会社から手当てをもらいながら、趣味を楽しんでいる」というケースが登場し、それに対し「こうした新型のうつ」と書かれた部分があり、これがメディアに広まったのが始まりとされる。さらにこの呼称を拡大したのはテレビや週刊誌メディアである。このような経緯があって新型うつ病の呼称は流布された。そのため、精神科のアカデミズムでも後追いする形で議論の俎上に載せざるを得なくなり、二〇一三年七月のうつ病学会では「いわゆる新型うつ病に対する学会見解を目指して」というシンポジウムが開かれ、それを踏まえて学会ホームページで「そもそも新型うつ病という専門用語はありません」と公式見解を述べることになった（野村 2016）。

（2）生産性の病――リワークプログラムやストレスチェック制度による全体管理

うつ病は、プライベートな「感情の病」としてだけでなく、集団リスクとしての「生産性の病」という新たな意味を帯び始めるようになった。これは、ＷＨＯ（世界保健機関）が World Bank の要請のもとに開発したＤＡＬＹ（障害調整生存年）の影響が一因であると言われている。ＤＡＬＹの特徴は、死亡率といった従来の指標に加えて、疾病や障害によって失われる年数をも計算することで、それが経済や人々の生活へ及ぼす影響を定量化した点にある（池田・田端 1998）。その後、うつ病の有病率は国際的な経済的競争力を示す一つの指標としての意味を持ち始めてきた（北中 2013a）。

このように、うつが社会構造的な病であるという考え方は、司法－産業－医療間の緊張を孕んだ連携を通じて、世界でも先駆的な社会的救済システムを生み出す一方で、職場のストレスと精神病理を全体管理の対象として捉え直す契機ともなった（北中 2015）。全体管理の具体的実践として、リワーク[10]やストレスチェック制度[11]の導入が挙げられる（北中 2014a: 207-210, 2014b, 2016）。

リワークとは return to work の略語で、職場復帰に向けたリハビリテーションを実施する機関で行われているプログラムである。うつ病を患う労働者の数が急増し、休職した者の復帰後また再発する人々の数も増え、心理的な働きかけを含んだ精神科治療の即効性が求められるようになり、リワークが登場した。二〇〇九年に改訂された厚生労働省「心の健康問題により休業した労働者の職場復帰支援の手引き」では、「職場復帰支援プログラム」として事業場に休職の開始から通常業務の復帰までの流れを策定するよう求めている（厚生労働省・中央労働災害防止協会 2010）。

二〇一〇年には、職場においてうつ病の予防を目指すストレスチェックが制度化された（北中 2019）。二〇世紀を通じて、精神障害をはじめとした脳神経疾患は、プライバシーの領域として健康診断の項目から外れてきた。しかし、現在誰もがうつ病になるリスクを抱え、しかも一度発症してしまうとなかなか完治し難いとなってくると、発症前に介入して病を未然に防ぐべきとする予防精神医学が力を持ち始めるようになった。ストレスチェック制度は、心の病を単なる個人病理ではなく、社会病理として捉える視点を法制化したという点で画期的であり、企業に心の健康を守る義務を課した世界的にも先駆的な取り組みと言える。他方で、従来プライベートと見なされてきた個人の心や秘密の領域に踏み込み、企業や国家の監視下に置くという意味において、心の管理の新しい時代の到来を示したとも言える（北中 2017a）。

1-7　小括

ここでは、次節の事例分析で用いるキーワードを中心に、日本のうつ病言説を要約する。

・うつ病の源流ともいえる鬱症は、一六世紀にはすでに伝統医療の中に組み込まれ、江戸時代には心身の不調を気で捉える「心身一元論的鬱病観」が浸透した。

・二〇世紀に入ると、遺伝性が強調されたクレペリンの躁鬱病概念が導入され、心身一元論的理解にもとづく鬱症はすたれた。代わって、過労の病としての「神経衰弱」が一般化したが、徐々に人格の病に反転した。

・戦後は、ドイツの人間学的精神医学の思想が紹介されたのを機に、うつの発病を性格や状況との関連性の中で捉えようとする「病前性格 - 状況論」が一気に広がり、一九七五年に笠原・木村分類として結晶化した。

・一九九〇年代には、一連の過労死裁判を機にうつの「ストレス説」が人口に膾炙し、うつ病発症における「社会因」が注目されるようになった。また、過労の病として捉えられるようになったうつ病は、患者自身が自らのあるがままを認め無理な生き方をあらためる「諦観の哲学」を導き、実存的な病という側面も持っていた。

・二〇〇〇年代には、新世代の抗うつ薬が登場したことで、うつ病は「脳神経化学的」な変調として精神科医療の対象となり、大規模なうつの医療化が始まった。また「認知行動療法」が注目されるようになり、薬物療法を軸に休息による自然経過を待つという従来のうつ病治療に、心理学的なアプローチが加わった。

・二〇一〇年代は、ストレスの病としてうつ病が単純化して語られたために、ストレスがなくなったのに簡単にはよくならないうつ病者が、新型うつ病言説を典型とするような「道徳的な責め」を負う事態が生じた。また、うつ病を集団リスクとして捉える「生産性の病」としての側面が注目されることになり、産業領域にリワークプログラムやストレスチェック制度が導入されるようになった。

2 事例の再分析

前節では、北中の著作に基づいて日本のうつ病言説を概観してきたが、本節ではそれを踏まえて、調査協力者がうつ病言説をどのように参照しながら、自らのうつを位置づけていたかという視点から語りの再分析を行う。

2-1 うつ病言説を踏まえた語りの類型

六名の調査協力者の語りを、「うつ病言説にどのような構えをとるか（受容・変形／距離・反発）」と「うつの発症要因をどこに求めるか（個人因／社会因）」という二つの軸を用いて整理したところ、（1）生産性の病としてのうつに反発する語り、（2）個人因（病前性格・認知のあり方）によりうつ発症を説明している語り、（3）社会因（ストレス説）によりうつ発症を説明している語り、の三つに区別することができた（表10）。上の二つの軸に従うと論理的には、「受容・変形／個人因」「受容・変形／社会因」「距離・反発／個人因」「距離・反発／社会因」の四類型が出てくるはずであるが、本研究では「距離・反発／個人因」の類型が抽出されなかった（図9）。その理由としては、うつ病者は、次の二つの要因から、「個人因」に対して「距離・反発」を抱く動機を持つ可能性が低いためではないかと考えられる。一つめの要因は、「認知のあり方」や「脳神経化学的」な病の側面は、認知療法や薬物療法によって改善が見込まれることである。二つめの要因は、病前性格とされる「まじめ・几帳面」という特徴は、日本では職業人としては模範的な人と評価される傾向があることである。このように、うつ発症や治療法を「個人因」によって肯定的に説明する言説には、「受容・変形」という構えをとりやすいのだろう。

（1）生産性の病としてのうつに反発する語り

Cさんは、「会社ですごいパワハラにあって発病した（【C－1】）」とうつ発症の要因をストレス説を用いて語っていた。Cさんが発病し精神科を受診したのは一九九〇年代前半であるので、ストレス説が語られるようになった一九九〇年代後半と時代的に符合する。つまり、精神科に初めてかかった時期に優勢だったうつ病言説を踏まえて、自らのうつの発症を位置づけていると考えられる。

しかし、Cさんの語りの中心は、ストレスによるうつ発症に関する言及ではなく、身近な人からう

表 10　調査協力者の語りの特徴

調査協力者の語りの特徴	言説への構え	要因の帰属	調査協力者	参照しているうつ病言説
(1)生産性の病としてのうつに反発する語り	距離・反発	社会因	C さん	・ストレス説(過労) ・生産性の病
(2)個人因(病前性格・認知のあり方)によりうつ発症を説明する語り	受容・変形	個人因	E さん	・認知のあり方の病 ・脳神経化学的な病
			B さん	・病前性格論 ・心身一元論的鬱病観
(3)社会因(ストレス説)によりうつ発症を説明する語り		社会因	A さん	・ストレス説(過労) ・諦観の哲学
			D さん	・ストレス説(介護) ・心身一元論的鬱病観
			F さん	・ストレス説(機能不全家族) ・諦観の哲学

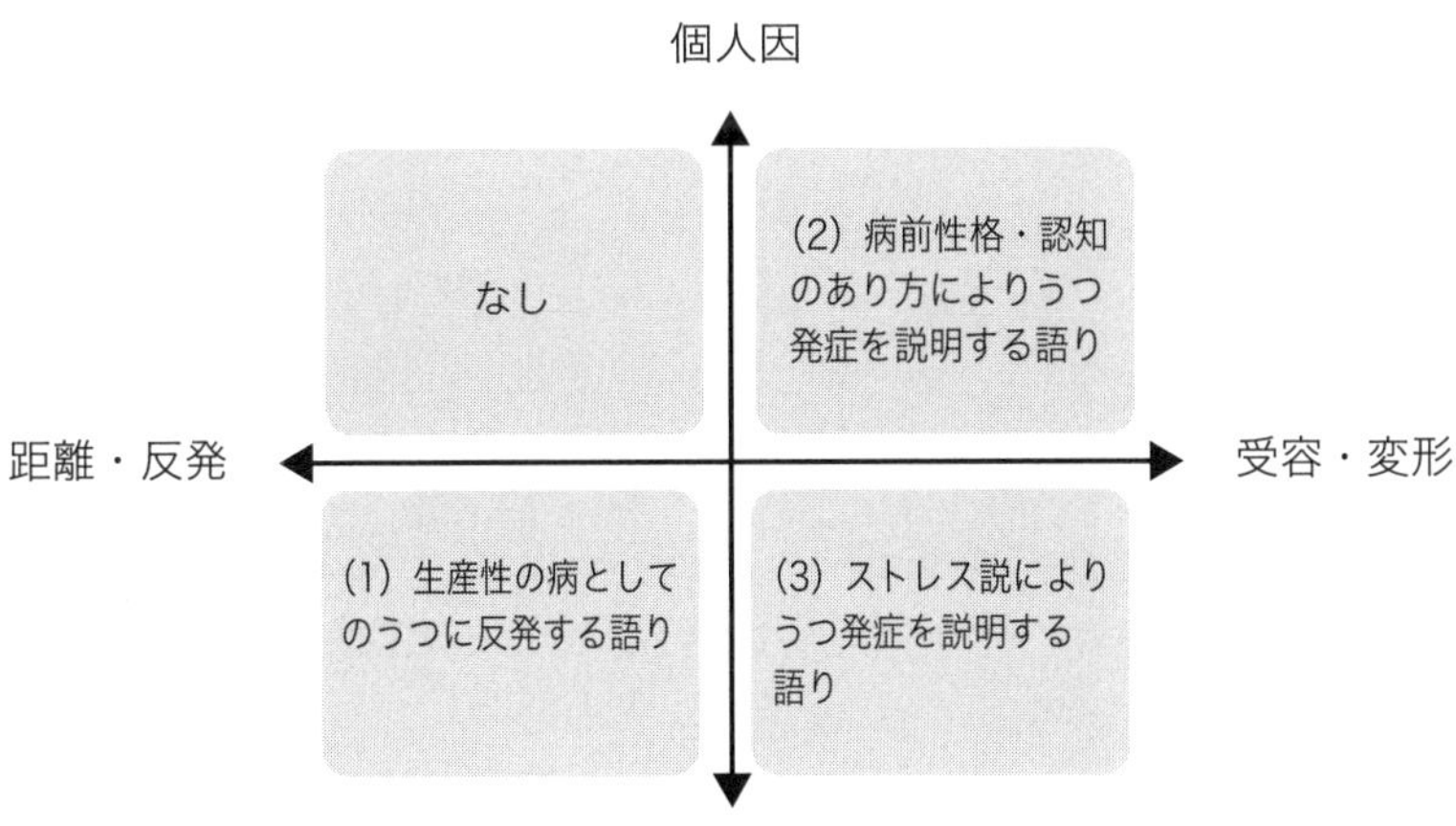

図 9　調査協力者の語りの類型

つを生産性の病とみなされることに反発する内容であった。

【C－14】やっぱり甘えているとかそういう風な判断を下した友人知人とはこっちからシャットダウンして……S病院のほうは、いい加減働かせましょうみたいな感じになって、……でまた病院を転々として……Y病院ってとこなんですけど、働くことを美徳とする日本人の価値観どうかと思うって主治医も言ってくれて……親のすねをかじって暮らしているっていう感じなんで。直接家を出ないにしても、経済的にだけでも自立したいっていうのはあるんですけど……〔うつ病は〕マイナス面ばかりではない。〔音楽の〕作品にはよい意味で反映するようになった。

Cさんは、インタビュー当時すでに一〇年以上働けずにいた。そのため、友人や知人からは「甘えている」と言われ、主治医からは「働かせましょう」と急かされる等、身近な人からの道徳的な責めを日常的に経験していた。別の言い方をすると、Cさんは、周囲の人との関係性の中で生産性の病としてのうつを意識せざるを得ない状況に置かれていた。それに対してCさんは、働くことを美徳とする日本人の価値観を批判するだけでなく、うつの体験が（セミプロ級の腕前を持つ）音楽活動に生かされているという自らの実体験を挙げ、うつは「マイナス面ばかりではない」と語り、うつによって得られる豊かさの側面を強調していた。このようにCさんは、うつを生産性の病としてのみ捉える周囲の人々に対して反発し、うつのプラス面を訴えることで周囲の理解を求めようとしていた。

ていた。

（２）個人因（病前性格・認知のあり方）によりうつ発症を説明する語り

うつの発症要因を自分自身の中に見出していたのは、EさんとBさんである。

Eさんの語りをみてみよう。Eさんは、「認知の歪み」「スキーマ」「自動思考」といった認知療法の用語（【E－12】）と、「セロトニン」という脳神経化学の用語（【E－8】）を駆使してうつを説明していた。

【E－12】自分がうつになった体験を、認知の歪みがでかいなと……ネガティブなスキーマが残っていたんで、それを何とか打開したいなと思って……細かい話なんですけど、適応的思考にたどり着くまで、自動思考に対して、その根拠は何かとか、それに反する反証とは何かとかやっていくんですよ。

【E－8（再掲）】認知療法って、セロトニン出したもの勝ちなんで。どんな無理矢理でも、セロトニンが出て、いい気分になれば［いいんです］。（認知療法を）やったらね、いい気分になったんですよ。結局、自動的思考から適応的思考までたどり着かないのが、うつ病になりやすい人［だと思う］。

Eさんは、うつの発症要因を「認知の歪みがでかく」「適応的思考までたどり着かない」と認知療法の用語を用いて表現することで（【E－12】）、うつを諦観的に捉えるのではなく、コントロール可能で治癒可能なものへと変換しようとしていた。そして、「セロトニンを出したもの勝ち」という独特の捉え方によって（【E‐8】）、目に見えない認知のあり方の変化を「セロトニン」というイメージしやすい物質へと変形させ、Eさんなりのうつ病観を形成していたと捉えることができる。

他方で、うつ病に関する勉強を熱心にしていたBさんは、自分自身のことをうつになる性格だったと述べていたが、「病前性格論」の発想には馴染みがあったようである。また、うつからの回復のポイントを「体力作り」「体の芯」「頭の回転」という身体に着目した用語で説明していたが、ここからは身体を通じて心に働きかける「心身一元論的な鬱病観」の影響を読みとることも可能である。ただし、ここでいう心身一元論的な鬱病観とは、「うつは心の風邪」などのように、うつを説明する際に心理面の用語だけでなく身体面の用語を用いているという意味である。このように、Bさんは「病前性格論」を参考にうつの発症を位置づけ、「心身一元論的鬱病観」を活用することによってBさんなりのうつの療養法を説明していたと推察することができる。

このように、EさんとBさんは、うつの発症要因を自分自身の中に求め、自分なりの「説明モデル」を構築している点が共通していた。他方で、精神科初診時期の違い（Eさんは二〇〇〇年代前半、Bさんは一九八〇年代後半）のために、参照しているうつ病言説が異なっていた可能性がある。つまり、Eさんは、一九九〇年代以降に現れてきた「認知のあり方の病」や「脳神経化学的な病」という言説を、Bさんは、一九八〇年代まで主流だった「病前性格論」や「心身一元論的鬱病観」の言説を参照して、自分なりの「説明モデル」を構築していたと捉えることができるだろう。

（3）社会因（ストレス説）によりうつ発症を説明する語り

ストレス説を用いてうつの発症原因を説明していたのは、Aさん、Dさん、Fさんである。さらに、ストレス説とは別の言説を組み合わせながら、うつを自分なりに捉え返し折り合いをつけて生活をしていた。

具体的にまず、Aさんの語りをみてみよう。Aさんは「ストレス説」（【A‐6】）と「諦観の哲学」（【A‐7】）を参照することによって「生き方」を振り返る機会としていた。

【A‐6】病気になった理由っていうのは、私だけの理由で起こっているわけでないわけだし……職場で人間関係崩れたりとか。仕事はプレッシャーがかかって中間管理職やってましたから、なにうつだ？　出世うつというか、仕事上のうつ状態もあるわけですよね……ストレスを避けたら治らないですよ。ストレスはあるって前提で考えないといけないんで。ストレスがかかった時にどうネガティブに受け取らずにいられるかなんだと思うんですよね。

【A‐7】今までの生き方が、だめなんだよってことって何なんだろうって考えるようになった……私はやっぱり地位だと思うんですよね、私のコンプレックスは地位……だったら、地位だけ降ろしてみようっていう風に思えるようになった……年下の上司に仕えていること、昔だったらできなかった。

Aさんは、「仕事」での「ストレス」によってうつが発症し（＝ストレス説）、「地位」に執着してきた「今までの生き方」を手放すこと（＝諦観の哲学）によって、うつと折り合いをつけて仕事をしていた。

次に、Dさんの語りである。Dさんは「ストレス説」（【D－6】）と「心身一元論的鬱病観」（【D－7】）により自らのうつを説明している。

【D－6】とにかく介護のとき休めなかったから。うつは介護がなくなったんで、徐々に回復していった。

【D－7】マイナス思考になるときは、自分が体調の悪い時……落ち込んだら落ち込んだでいいやって。布団に入ればいいやって。今日はやらない日って決めちゃって……何月何日に仕事があるっていうのは、前からそれに照準を合わせて、その前は休むようにして、当日エネルギーを蓄えるように。

Dさんは、「介護のとき休めなかった」のでうつが発症したが、その後「介護がなくなった」ため

「徐々に回復」したというシンプルなストレス説によって、うつの経過を捉えていた。またDさんは、「体調の悪い時」や「仕事がある」場合、心身一元論的なニュアンスを持つ「エネルギー」という言葉を用いて、そのエネルギーの加減を調整する〈自己管理〉を展開していた。

次の語りでは、Fさんが「ストレス説（【F－6】）」と「諦観の哲学（【F－7】）」を参照しながら、Fさんなりのうつ病観を構築していることが分かる。

【F－6】三〇（歳を）越してから通った精神科の先生に、思春期うつだっただろうねっていう風に言われた。（高校時代に）テンションが落ちちゃって、無気力になっちゃって、家から一歩も出られなくなっちゃったんですよ……母とは感情のバトルというかすごくあったんで……機能不全家族だったんですよね。私が育った家族もそうだったし、たぶん、父が育った家族もそうだったし、母の方もそうだったと思うんですよ。

【F－7】私、うつ病に対して、プラスに捉えられればいいんですけど、なかなかプラスには捉えられない。逃れることのできない、仕方がないこと。

Fさんは、うつの発症の要因を「機能不全家族」という用語を用いて説明している。機能不全家族という用語は、子どもの生育に必要な最低限の安全と秩序を欠いた家族を意味するが、精神医学用語ではなく医師以外の医療者（＝パラメディカル）が用いてきた言葉である。つまり、Fさんが機能不全家族という用語を用いているのは、最初に接触した専門職が、医師以外の医療者である臨床心理士であったことが関連していると考えられる。このように、初めて関わりをもった専門職者が用いる言葉が、その後の患者のうつ語りのベースを築く可能性がある。

またFさんは、うつを「プラスには捉えられない」「逃れることのできない」「仕方がないこと」と諦観的に位置づけることで、Fさんなりのうつ病観を形成していた。これは、Aさんのような執着的な生き方を手放すことを目標とする典型的な「諦観の哲学」とは異なっている。つまり、Fさんは、自分の生き方を変えるためのプラスの契機としてうつの経験を位置づける「諦観の哲学」とは異なる仕方で、自らのうつを宿命論的に位置づけているといえる。

このように、Aさん、Dさん、Fさんの三名は、ストレス説をベースにうつの発症契機を自分の外側に求めて説明している点は共通していた。一方で、AさんとDさんは、別の言説（諦観の哲学・心身一元論的鬱病観）を「受容・変形」することで、自分自身の生き方やエネルギーの調整問題としてうつを捉え直し、日々の生活を回していた。他方で、Fさんは、「逃れられない」「仕方がない」と宿命としてうつを位置づけることで、うつと折り合いをつけた生活をしていた。

2-2　小括

本節では、調査協力者が、うつ病言説との関係で自身のうつをどのように位置づけていたのかをみてきた。調査協力者はいずれも、うつ病言説を受動的に受け入れるのではなく、柔軟に変形して受容したり、逆に距離や反発を示しながら語りを構成していた。さらに言うなら、インタビュー当時の筆者が、Cさんの語りを最も理解しづらいと感じた要因には、Cさんの語りがうつ病言説に距離や反発を示す内容であったために抵抗があった可能性がある。また、素材となるうつ病言説は、「専門職と関わりをもった時期」や「最初に関わりをもった専門職の職種」、さらには「身近な人がどのようにうつを理解しているか(どのようなうつ病言説の影響を受けているか)」によって、慢性うつ患者本人が参照する言説が異なることが推察された。

本章で見出された患者視点の〈自己管理〉とは、うつ病言説を柔軟に変形したり反発したりしながら、自分のうつを位置づけることであった。そしてその際に参照していたうつ病言説は、それぞれの調査協力者が、精神科を初めて受診した時期に優勢だった言説であった。それに対して、医療者視点の「自己管理」では、うつ病に対する捉え方は、最新の専門知によって常に更新を図ることが期待されているということができるだろう。

■注

1　藤山直樹によれば、一九四六年に「鬱」という漢字が当用漢字表に収載されなかったことをきっかけに、鬱病をうつ病と書き表すことが定着した。そもそも熟語をその一部だけひらがなに開く、「うつ病」「抑うつ」のような表記は日本語の用字法にそぐわない例外的なものであるという。鬱という漢字は、二〇一〇年の常用漢字表に収載されたが、鬱という字の含むある種の重さの感覚のせいか「うつ」という軽い表記は現在も生き残っている（藤山 2018: 57）。

2　ドイツの精神医学者であるクレペリンは、精神疾患を病因に基づき「外因性」「心因性」「内因性」に区分していた。外因性とは、脳に直接侵襲を及ぼす身体的病因（脳梗塞、脳腫瘍、糖尿病など）や薬剤の副作用といった明確な器質的な異常によって生じている障害である。心因性とは、環境からの負荷に対する何らかの心理的な反応や個人の性格によって引き起こされた障害を指す。内因性とは、外因性でも心因性でもなく原因不明だが、遺伝的素因が背景に想定されている精神障害をいう（中井・山口 2004: 14-17）。

3　テレンバッハは、「メランコリー親和型」の人は、これまでずっと慣れ親しんできた秩序の中に自らを押し込め（＝インクルデンツ）、その状況で何よりも大事にしてきた規範を達成できずにいる（＝レマネンツ）状況を作っていくとし、その状況を「前メランコリー状況」と名付けた。そして、前メランコリー状況がぎりぎりまで維持された後、その破綻によってうつ病は発症し特有の諸症状が現れると主張した（中嶋 2012）。

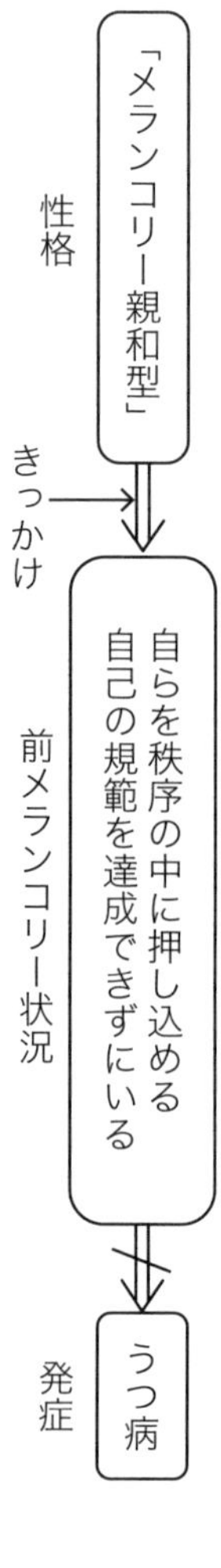

図10　テレンバッハの性格・状況・発症図式（中嶋 2012:48 を参考に作成）

4

「笠原・木村分類」は、病像・病前性格・発病前状況・治療への反応・経過を総合することを通じて、Ｉ型というメランコリー親和型に関連する「内因性躁うつ病」、Ⅱ型という循環気質と関連する「内因性うつ病」、Ⅲ型という未熟性格に関連する「心因性うつ病（抑うつ神経症）」、そしてその他の比較的特殊なタイプのうつ病（Ⅳ型：偽循環型分裂病、Ⅴ型：悲哀反応、Ⅵ型：その他のうつ状態）に分け、さらに各類型を細分類したものである。表11は、「笠原・木村分類」のうちⅠ型からⅢ型を抜き出し要約したものである（笠原 2015: 20-22）。

表11　うつ状態分類表

	仮称	病像	病前性格	発病状況	治療への反応	経過
Ⅰ型	メランコリー性格型うつ病、あるいは性格（反応）型うつ病	精神症状と身体症状の双方を具備する典型的うつ病像。しばしばその病状は網羅的で、かつ多くの例において画一的である	メランコリー親和型（テレンバッハ）、執着気質（下田、平沢）	特有の状況変化による頻度が高い（転勤、昇任、家族成員の移動、身体疾患への罹患、負担の急激な増加ないし軽減、出産、居住地の移動と改変、愛着する事物あるいは財産の喪失など）	治療意欲が高い。抗うつ薬によく反応。精神療法は支持的精神療法で十分	概して良好。ふつう一定の期間（3カ月から6カ月が多い）を要して治癒反復傾向はⅡ型より少ない
Ⅱ型	循環型うつ病	Ⅰ型に準じるが、個別症状をⅠ型ほど網羅的に持たず、画一性にも乏しい	循環性格（クレッチマー）	Ⅰ型ほど明白でない場合が多い。生物学的条件の関与が少なくない（季節、月経、出産等）	抗うつ剤への反応はⅠ型ほどよくない	概して良好であるが、反応傾向はⅠ型より高い
Ⅲ型	葛藤反応型うつ病	Ⅰ型のように症状を完備せず。ときに依存性と他責的傾向あり	未熟。秩序愛ならびに他者への配慮が少ない	過大な負担。性格的弱点に触れるような困難。対人葛藤。発達危機	抗うつ剤ほとんど無効。本格的な精神療法を要する	慢性化遷延化の傾向が強い

ＤＳＭ（Diagnostic and Statistical Manual of Mental Disorders）とは、アメリカ精神医学会（American Psychiatric Association:APA）が出版している、精神疾患の診断基準・診断分類である。ＤＳＭは、個々の障害に対して、その障害があると診断するために存在すべき症状を列挙したものである（Sadock 2015=2016）。Ｒ・クーパーによれば、ＤＳＭはこれまでおよそ一五年毎に大きな改訂がなされてきた。ＤＳＭ第一版は一九五二年に出版されたが薄く安価な本でほとんど読まれず、一九六八年に出版されたＤＳＭ-Ⅱは、少し厚くなったが影響力はほんのわずか増しただけだった。一九八〇年の第三版になってはじめて、ＤＳＭはおおよそ現在の形式をとるようになり重要なものになり始めた。そして、新たな版（一九八七年にＤＳＭ-Ⅲ-Ｒ、一九九四年にＤＳＭ-Ⅳ、二〇〇〇年にＤＳＭ-Ⅳ-ＴＲ）が出る度に、ＤＳＭはより厚く高価になり、精神疾患の最も重要な分類システムとしての地位が確立された。最新の版であるＤＳＭ-５は二〇一三年五月に出版された（Cooper 2014=2015）。ＤＳＭ-５のうつ病（major depressive disorder）の診断基準では、表12のような九つの症状のリストが提示され、そのうち五つが同一の二週間の間存在すれば「うつ病」と診断される（日本うつ病学会 2017）。このように、精神医学の診断基準は、ＤＳＭ-Ⅲ以降、症状の背景や成育歴を探るという洞察的な姿勢とは決別し、病因は問わずに明確な診断基準を設けることによって診断の客観性や公共性を高めることを目指すようになった（Frances 2013）。

表12　ＤＳＭ-５のうつ病（major depressive disorder）の診断基準

1．その人自身の明言（例えば、悲しみまたは空虚感を感じる）か、他者の観察（例えば、涙を流しているように見える）によって示される、ほとんど一日中、ほとんど毎日の抑うつ気分。

2．ほとんど一日中、ほとんど毎日の、すべて、またはほとんどすべての活動における興味、喜びの著しい減退（その人の言明、または観察によって示される）。

3. 食事療法中ではない著しい体重減少、あるいは体重増加（例えば、一ヶ月に五％以上の体重変化）、またはほとんど毎日の、食欲の減退または増加。
4. ほとんど毎日の不眠または睡眠過多。
5. ほとんど毎日の精神運動性の焦燥または制止（ただ単に落ち着きがないとか、のろくなったという主観的感覚ではなく、他者によって観察可能なもの）。
6. ほとんど毎日の易疲労性、または気力の減退。
7. 無価値観、または過剰あるいは不適切な罪責感（妄想的であることもある）がほとんど毎日存在（単に自分をとがめる気持ちや、病気になったことに対する罪の意識ではない）。
8. 思考力や集中力の減退、または決断困難がほとんど毎日存在（その人自身の言明、あるいは他者による観察による）。
9. 死についての反復思考（死の恐怖だけではない）、特別な計画はない反復的な自殺念慮、自殺企図、または自殺するためのはっきりとした計画。

6

抗うつ薬は、一九五七年に初めて登場し、一九六〇年代に三環系抗うつ薬と呼ばれる抗うつ薬のラインナップが出そろった。その後の抗うつ薬の歴史は、主として副作用の少ない服用しやすい薬の開発の歴史だった。一九七〇年代（日本では一九八〇年代）の四環系抗うつ薬を経て、一九八二年にＳＳＲＩという新しいジャンルの抗うつ薬が登場し臨床試験を経て、一九八八年からアメリカで、一九九〇年代には欧州で売り出された。ＳＳＲＩ（選択的セロトニン再取り込み阻害薬 Selective Serotonin Reuptake Inhibitor）以前の抗うつ薬は効果ははっきりしているが、口の渇き、尿の出が悪くなる、便秘、目のかすみ、頻脈、ふらつきなどの抗コリン作用という薬理作用による副作用が避けられなかったが、新世代抗うつ薬であるＳＳＲＩは、食欲低下や吐き気などの独特の副作用はあるものの、抗コリン作用による副作用がないため使いやすい薬だといわれている（野田 2013: 32）。

7 二〇世紀以降、疾患（病気）とは「原因－症状－経過－転帰（治療の結果）－病理所見」がひとまとまり（単位）になっているものと考えられてきた。しかしうつ病（精神疾患）は、疾患単位として捉えるにはほど遠く、原因も脳の病理所見も分かっていない。うつ病は、脳内の神経伝達物質であるセロトニンの不足によって引き起こされていると言われているが、それは仮説にすぎず根拠はない（野田 2013: 83-84）。

8 保険診療として行われる認知行動療法は、一回の面接時間が三〇分以上で、原則として一六回行われる。厚生労働科学研究班作成のマニュアルに従って行われ、治療の流れは、①患者を一人の人間として理解し、患者が直面している問題点を洗い出して治療計画を立てる、②自動思考に焦点を当て認知の歪み（非機能的認知）を修正する、③心の奥底にあるスキーマに焦点を当てる、④治療終結、となっている（厚生労働科学研究班 2010）。

9 認知行動療法には、情報処理理論に基づく新たな治療体系と位置付けられる「認知療法」的な色彩の強い流れと、学習理論の発展変化の過程として捉えられる「行動療法」的な色彩の強い流れがある（熊野 2012; 池見 2016）。

10 リワークプログラムは、基本は認知行動療法的なスタンスをとっているため、個人が自分の環境をどう解釈するかという心理面に焦点を当てる手法であり、社会の構造の歪みよりは個人の認知の偏り（非機能的認知）を問うものである（北中 2013a）。

11 ストレスチェック制度が導入されるに至った背景には、日本には、一歳児健診から始まるライフサイクル全体を覆うスクリーニングシステムが確立しており、また職場では集団検診を行うという文化的な下地があったことが関係していると言われている（北中 2014c）。

終章

慢性うつ患者の自己管理と「混沌の物語」の捉え返し

第2章から第5章までの語りの再分析では、インタビュー当初は「混沌の物語」として聴こえた「周囲の人々との葛藤」の話を、慢性うつ患者の視点から見直すことで、患者がどのような〈自己管理〉を繰り広げていたかを見出してきた。

調査協力者は、一九九〇年代を中心に精神科診断を受け、二〇一一年にインタビュー調査に応じてくれた人たちであったことは既に述べた。調査協力者は、二〇〇〇年代にうつの医療化がすすんだおかげで誰もがかかる病気としてのうつの認知が一気に広がったものの、二〇一〇年代に入るとそれが反転し、新型うつ病言説を典型とするような道徳的な責めを負わされやすい時代状況を生き延びてきた人たちであった。このような社会的背景を踏まえると、調査協力者は、医療者を含む身近な人からの道徳的な責めに対処するために、自分なりに工夫した〈自己管理〉を探求する必要があったと捉えることができる。

本章では、ここまでの検討を踏まえて、第1節で、患者視点の〈自己管理〉と医療者視点の「自己管理」の違いを対比しながら整理をしたうえで、それぞれの自己管理の構成原理が異なることを示す。第2節で、慢性うつ患者が語っていたのは「生き延びの物語」であり、その物語はどこに向かっているのか分からず結末のないシステム生成の話であったがために、インタビュー当時の筆者からは「混沌の物語」として聴こえていたことを指摘し、地域生活を送る患者の語りをどのように捉えたらよいかについて考察する。

1 慢性うつ患者の自己管理の捉え返し

1-1 自己の喪失を防ぐ〈自己管理〉

第2章でも参照した通り、シャーマズによれば、慢性疾患患者は、①制限された生活を強いられること（leading restricted lives）、②社会的に孤立すること（experiencing social isolation）、③自己の評判を傷つけられること（being discredited）、④他者の重荷になること（burdening others）という四つの苦悩を通じて「自己の喪失（loss of self）」を経験するという（Charmaz 1983）。慢性うつ患者は、これら四つの苦悩に対処するために自己流の〈自己管理〉を発展させ、その帰結として自己の喪失を防いでいたと捉えることができる。以下では、上の四つの苦悩に沿って、調査協力者がどのような〈自己管理〉を展開していたかを具体的にみていくことにする。

すべての調査協力者に共通していたのは、「①制限された生活を強いられること」であった。慢性うつ患者は、精神医療のなかでも比較的軽度の障害としてみなされがちである。秋風によれば、軽度障害者は、「社会に出ていける位置にある」ために、あらかじめその機会が奪われている重度障害者よりも、健常者から自己の価値を剥奪される痛みを受けるまなざしに触れる機会が多いという（秋風 2013: 169）。つまり、すべての調査協力者は社会に出ていける位置にいたからこそ、インタビュー当時に流行っていた新型うつ病言説を典型例とするような道徳的な責めの対象になりやすく「①制限された生活」を強いられていた。そのため、調査協力者は道徳的な責めをする他者から自己を守るための〈自己管理〉をする必要性に迫られていた。具体的には、Cさん（第2章）のとった「他者を二分化」する戦略は、道徳的な責めをする他者を「分かってくれない人」として位置づけることで、直接的に道徳的な責めを回避する方法と捉えられる。EさんとBさん（第3章）は、道徳的な責めに対抗できるような「説明モデル」を構築することで自己を守っていたと捉え得る。Aさん、Dさん、Fさん（第4章）は、自分なりの「ヘルスケア・システム」を構築することで、道徳的な責めをするのとは逆に味方になってくれる人たちを身の周りに自覚的に配置していたと捉えることができる。

第4章でとりあげた調査協力者（Aさん、Dさん、Fさん）は、「②社会的に孤立すること」を防ぐことに焦点を当てた〈自己管理〉をしていたと捉えられる。具体的にみていくと、Aさんは、「家族には治療的態度を期待しない」（【A－3】）と語っていたように家族に頼らないことを大方針としていた。そのため、家族によって満たされることのない依存心を福祉施設の相談員や教え子によって補完することで社会的な孤立を回避していた。Dさんは、親戚や隣人に受け入れられずに孤立した経験を二度と繰り返さずにすむように、自助グループに所属する人々を「仲間」(【D-3】)と位置づけ、さらに、ボランティアや行政福祉職等の人々とのつながりを重視して孤立を回避していた。Fさんは、「専門職不信」(【F-2】)に陥ってからは、ネット上の人間関係を「死にたい気持ち」(【F-3】)を紛らわせるためのツールとして活用することで、専門職からの援助を受けられないことによる孤立感や不信感を和らげていた。このように、Aさん、Dさん、Fさんの三名は、「②社会的に孤立すること」を予防することに焦点を当てた〈自己管理〉を展開し、自己の喪失を防いでいたと捉えることができる。

第2章のCさんは、「③自己の評判を傷つけられること」を防ぐことに焦点を当てていた。Cさんは、「いい加減に働かせましょう」(【C-3】)や「甘えている」(【C-6】)といった言葉を発する「分かってくれない人」人々との関係を断ち切るという〈自己管理〉によって、「③自己の評判の傷つき」による衝撃を軽減し、自己の喪失を回避していた。ここでいう「③自己の評判の傷つき」とは、「体面(face)の喪失」(Goffman 1963=2012; 安川 1991; 中河・渡辺 2015)と言い換えることができるだろう。つまり、Cさんの〈自己管理〉とは、体面の喪失に対処するために展開されていたと捉えることができる。

第3章で取り上げた調査協力者(Eさん、Bさん)は、「④他者の重荷になること」を防ぐことに焦点を当てていた。とりわけEさんとBさんは、医療者を信用できないために頼りたくないという点が共通していた。頼りたくないと思うようにいたった理由は複数ありうるが、二人とも自分自身の実感とずれた診断名「双極のⅡ型（Eさん）」「軽いうつ（Bさん）」を付与されたことを契機に、医療者に対する不信感が芽生えたようである。そのため、Eさんは、認知療法について「患者なんだけど半分セミナーに行くような感じ」（【E－7】）と語っていたように、認知療法というツールには全幅の信頼を寄せていたが、カウンセラーについては認知療法のやり方を教示してくれる人という役割に限定していた。また、Bさんは、自らを「主治医」と位置づけて、カウンセラーや精神科医の役割を制御する側に立つことで、結果的に、医療者の重荷にならないですむように自己を位置づけていた。このように、EさんとBさんは、医療者を中心に「④他者の重荷になること」を回避することに焦点を当てた〈自己管理〉を展開し、自己の喪失を防いでいたと捉えることができる。

以上のように、調査協力者は、新型うつ病言説下で道徳的な責めを受けやすいという状況の中での苦悩に焦点を合わせた〈自己管理〉を展開させることで、自己の喪失を防いでいたと捉えることができる。

1－2　患者視点の〈自己管理〉と医療者視点の「自己管理」

本項では、これまでの繰り返しになる部分もあるが、各章で見出してきた慢性うつ患者視点の〈自己管理〉と医療者視点の「自己管理」の相違点を整理しておきたい（表13）。また、次項以降で〈自己管理〉と「自己管理」の構成原理が異なることを示していくが、本項はその準備作業と位置づけられる。

表13　患者視点と医療者視点の自己管理の比較

	慢性うつ患者視点の〈自己管理〉	医療者視点の「自己管理」
目的	自己の喪失を防ぐこと	症状悪化や生活破綻を防ぐこと
管理の対象と方法（第2章）	「他者を二分化」することで、うつである自己を呈示しても差別的な扱いをしない他者を見極め、体面を維持する	症状や問題を見定めて制御する
うつの理解と医療者との関係（第3章）	自分の実感にあった「説明モデル」を構築することで、医療者と自律的な関係を結ぶ	医療者との援助的な関係を通して、医療者の「説明モデル」を内面化する
ケア資源（第4章）	民間セクターを中心とした自分なりの「ヘルスケア・システム」を構築する	専門職セクターでの「医療者—患者関係」に焦点を当てる
うつ病言説との関係（第5章）	精神科医療に初めて接触した時期のうつ病言説の影響を受けながら、自らのうつ病観を構築する	最新の医学知識をもとに自らの専門知を更新する。司法やメディアで構築された言説の影響を受ける

第2章のCさんの〈自己管理〉とは、他者を「分かってくれる人／分かってくれない人」に区別することによって、働けないという危機的体験に直面している自己を周囲の無理解から守り体面を保つことであった。つまり、Cさんの最大の関心は、うつである自己を呈示しても差別的に扱わない人を見極めることにあった。それに対して、医療者の関心は、認知の偏り（非機能的認知）のような症状を治療することで生活上の問題を解決することにあった。つまり、患者視点の〈自己管理〉では、体面を保持してくれる人を見極めることを目的としていたのに対して、医療者視点の「自己管理」では、症状や問題を管理の対象として見定め、症状悪化や生活破綻を防ぐことを目的としていた。

第3章のEさんとBさんの〈自己管理〉とは、医療者からは間違った疾患管理にみえても自分自身の実感にそった疾患管理をすることで、結果的に、周囲の身近な人との間に従属的でない自律的な関係を結ぶという機能を持っていた。他方で、医療者は、症状悪化や生活破綻を防ぐために、患者に医療者の説明モデルを身につけることを期待する。医療者は、医療者の説明モデルである専門知を優位なものとみなし、患者なりの説明モデルである素人知を一段低いものとみなしがちである。このように、患者視点の〈自己管理〉では、自分自身の生活実感にあった説明モデルを構築することが、周囲と自律的関係を結ぶことつながっていた。それに対して、医療者視点の「自己管理」では、患者が医療者の説明モデルの一部を内面化することで疾患や生活の管理をすることを良しとしていると捉えることができる。

第4章のAさん、Dさん、Fさんの〈自己管理〉とは、各セクターにまたがるケア資源をうまく組み合わせ、自分なりのヘルスケア・システムを構築することで、他者にうまく頼りながら生活を維持することであった。そして、そのヘルスケア・システムには、専門職だけでなく素人も含まれ、また対面によるやりとりだけでなくテレビやネット等が媒介となる場合もあった。それに対して、医療者の関心は「医療者 - 患者関係」のなかで展開している治療やケアに焦点が当たっていた。このように、患者視点の〈自己管理〉とは、民間セクターを中心とした自分なりのヘルスケア・システムを構築することであったのに対して、医療者視点の「自己管理」とは、専門職の援助を得ながら患者自身が疾患管理を行っていくことを良しとする専門職セクター中心の発想に基づいていた。

第5章では、調査協力者とうつ病言説の関係をみていったが、慢性うつ患者が、自分のうつを定義づける際に参照していたのは、最新のうつ病言説ではなく、それぞれが精神科医療に初めて接触した時期に優勢だったうつ病言説であった。それに対して、医療者は、最新の研究や実践の成果を取り入れながら、自らの持つ専門知識を更新し続けるのが一般的である。つまり、患者視点の〈自己管理〉と医療者視点の「自己管理」では、うつ病観を構築する際に参照するうつ病言説の内容にずれがあった。しかし、両者ともに、司法で構築された「ストレス説」やメディアでとりあげられた「新型うつ病」言説の影響を受けている点は共通していた。

1−3 〈自己管理〉の起点としての「他者の二分化」

本項では、自己の喪失を防ぐための〈自己管理〉の起点が「他者の二分化」であることを示す。第2章でみてきた通り、慢性うつ患者が「他者を二分化」して捉えることは、医療者視点からは、うつ病者の病理の認知の歪み（非機能的認知）のひとつである「白黒思考」としてネガティヴに捉えられる可能性がある。

しかし、患者視点からみると、「他者を二分化」するという行為は、自己の喪失を防ぐシステムを作るための「境界づけ作用」とみなすことができる。佐藤俊樹は、システムと境界づけ作用の関係について次のように述べる。

> 「要素である／でない」によってシステムの自己が成立する。（中略）システムには境界だけしかなく、境界の内にあたるものはない（佐藤俊樹 2011: 367）。

システムがあってその境界ができるというよりも、境界が形成されてその「内」とされたものがシステムになる。システムを社会と言い換えても同じだ。社会があってその境界ができるのではなく、境界づけの作用があってはじめてその「内」となるものが社会になる（佐藤俊樹 2011: 295）。

慢性うつ患者の他者を二分化する行為を境界づけの作用と捉えるならば、他者を二分化する行為は、不確実で危険に満ちた道徳的な責めを負いやすい社会の中で、うつである自己を安心して呈示できる足場を作ろうとするものであると捉えることができる。

そして、慢性うつ患者が他者を二分化する際の基準とするのは、「経験にもとづく経験則の束」（佐藤俊樹 2011: 357）である。Cさんは、他者を二分化する基準について次のように語っていた。

もう十何年もこの病気にかかっていると、「この人には分かってもらえないだろうな、この人には分かってもらえる」というのが雰囲気で分かるようになるんで。「この人にはちょっと分かってもらえないな」っていう時は、「はいはい、もう聞くだけ聞いて」っていう感じですね（【C－6】から一部抜粋）。

「分かってもらえる／もらえない」人は「雰囲気で分かる」というCさんの語りは、「経験にもとづく経験則の束」によって境界を形成していることを述べたものと解釈できるだろう。

このように、慢性うつ患者による他者を二分化する行為とは、「経験にもとづく経験則の束」を頼りにしながら、うつである自己を安心して呈示できる場をつくるための境界づけ作用であると捉えるならば、慢性うつ患者の〈自己管理〉とは、次のような連関で理解できる。

①「他者を二分化」することで安心して自己呈示できる他者や場を見極める。

②自己呈示できる他者とのやりとりを通じて、自分なりの「説明モデル」を作る。

③自己呈示できる他者の中から、ストラウスのいうワーク（第1章2-2（1）参照）を担い得る他者を見極め配置することで、自分なりの「ヘルスケア・システム」を構築する。

このように、慢性うつ患者の〈自己管理〉では、「他者を二分化」する行為が、患者なりの「説明モデル」や「ヘルスケア・システム」を構築するための起点となっていると捉えることができる。別の言い方をすると、安心して自己呈示できる場を確保する「他者の二分化」が行われて初めて、自分の力で生き抜く指針となる「説明モデル」と、生活を回すための「ヘルスケア・システム」を構築することが可能になるということができる。

1-4 慢性うつ患者の〈自己管理〉の三要素

本項では、本研究で見出された慢性うつ患者の〈自己管理〉の三つの要素である「①他者の二分化」、「②説明モデルの構築」、「③ヘルスケア・システムの構築」が、すべての調査協力者の語りに見出せることを確認しておきたい。

まずは、「①他者の二分化」に語りの焦点が当たっていた第2章のCさんから見ていこう。Cさんは、「〔うつは〕気の持ちようでなく、薬で変えるもの」（【C‐3】【C‐9】）「〔うつは〕マイナス面ばかりじゃない」（【C‐13】）という「②説明モデル」を持っていた。また、「仕事でなく、音楽中心で生きていく」という新たな生き方を肯定してくれる人（【C‐11】）を周囲に配置することで、自らの「③ヘルスケア・システム」を構築していたと言える。このように、Cさんは、「①他者を二分化」したうえで、自分なりの「②説明モデル」を作りつつ、新たな生き方を肯定してくれる人を中心とした「③ヘルスケア・システム」を構築していたと整理することができる。

次は、「②説明モデルの構築」に語りの焦点が当たっていた第3章のEさんとBさんである。Eさんは、「心の病を抱える人」との交流を中心とした「こっちの世界」と健常者中心の「仕事の世界」（【E‐1】）を区別する「①他者の二分化」を行っていた。またBさんは、「うつ病の人」とそれ以外の精神疾患患者を区別するという「①他者の二分化」を行っていた。さらに、医療者や家族を頼りにできなかったEさんとBさんは、病者仲間（Eさんは「こっちの世界」、Bさんは「うつの人」）を中心とした「③ヘルスケア・システム」を構築していたと捉えることができる。

最後に、「③ヘルスケア・システムの構築」に焦点が当たっていた第4章のAさん、Dさん、Fさんである。まずは「①他者の二分化」からみていこう。Aさんは、「科学的な世界（仕事や生活の世界）」と「非科学的な世界（偶然の出会い）」を区別し、後者の「非科学的な世界」に触れることによって「科学的な世界」で抱えていた重荷を降ろすことができた（【A－1】【A－5】）。Dさんは、「うつ病を理解できる」（【D－1】）や「死にたいと言える」（【D－3】）という基準を用いて「①他者を二分化」していた。Fさんは、自らに「劣等感」を抱かせる「健常者」とそうでない「精神病者」という基準（【F－1】【F－3】）を用いて「①他者を二分化」していた。次に、「②説明モデル」である。Aさんは「出世うつ」「仕事上のうつ」（【A－6】）、Dさんは「介護によるうつ」（【D－6】）、Fさんは「思春期うつ」「機能不全家族（由来のうつ）」（【F－6】）と自らのうつを説明していたが、これらは、精神科を初めて受診した当初の主治医からの診断を自らの「②説明モデル」に取り入れていたと捉えることができる。このように、Aさん、Dさん、Fさんは、「①他者を二分化」することで自己を安心して呈示する場を確保したうえで、初診時の主治医の「②説明モデル」を受け入れながら、第4章でみてきたような多様な場に「③ヘルスケア・システム」を構築していたと整理できる。

このように、それぞれの調査協力者の語りのなかに、「①他者の二分化」「②説明モデルの構築」「③ヘルスケア・システムの構築」という〈自己管理〉の三つの要素を見出すことができる。ただし、慢性うつ患者の置かれている状況によって、どの要素を強調して語っていたかについては、各々に違いがあったと捉えるのが妥当な解釈だろう。

1-5 〈自己管理〉と「自己管理」の構成原理の違い

本項では、患者視点の〈自己管理〉と医療者視点の「自己管理」とが、それぞれどのような原理で構成されているのかを対比しながらみていきたい。

1-2では、医療者視点の「自己管理」とは、「医療者-患者関係」を基盤にしながら、患者自身が専門知を内面化することで、症状や管理をコントロールすることであると捉えてきた。もう少し詳しくみてみると、医療者視点の「自己管理」とは、患者の病状や問題に着目し、それを「治癒」「回復」「自立」といった目標に向けて制御しようとすることである。例えば、看護師は、セルフケア理論のような医療的枠組みを用いて、患者の言動や病状を、「呼吸/水分摂取/食事摂取/排泄/活動と休息のバランス/個人衛生の維持/社会的相互作用/安全を保つ能力」といった項目にそって分節化して捉えることで、援助を必要とする対象を定めていく。そして、援助対象が定まったら目標を設定して援助を実施し、その援助の効果を評価して目標を再設定するというサイクルを回しながら、患者を援助する。つまり、医療者視点の「自己管理」では、患者の疾病管理の制御を医療者が援助するために、既存のシステムである医療的枠組みの中に、患者の状態や行為を分節化する。フランクは、医療者はただ直面することしかできない「大きな謎」を、解決することのできる一連の「小さなパズル」にしてしまうという印象的な表現を用いているが（Frank 1995=2002: 122）、これはまさに医療者視点の「自己管理」の特徴を現わしているといえよう。

このように、医療者視点の「自己管理」は、あらかじめ出来上がったシステムの中に患者の心身状態や言動を当てはめる静的な発想が基盤にあるが、患者視点の〈自己管理〉の中核にある境界づけをしながらシステムを生成するという動的な発想とは対照的である。

次の佐藤俊樹の議論は、従来のシステムの捉え方とニクラス・ルーマン的な捉え方を対比しながら、システムを生成する瞬間を正確に捉えようとしたものである。

> システムがあって、その部品として境界や構造があるのでない。境界は構造であり、システムそのものである。それは空間的なものではなく、意味的なものなのだ（佐藤俊樹 2008: 51）。

> 従来のシステム論は、境界がどうやって維持されるのかという問いに、制御のメカニズムと答えようとしてきた。わかりやすくいえば、システムは出来の良い自己維持のメカニズムをもっている。（中略）自己産出論は同じ問いに全く異なる答え方を見出した。（中略）自己なるものがあって、それが精巧なメカニズムで維持されるのではなく、維持されたものが事後的に自己として限定される（佐藤俊樹 2011: 333）。

患者視点の〈自己管理〉とは、「境界が構造」であり「システムそのもの」であり、「事後的に同定される」ものである。それに対して、医療者視点の「自己管理」とは、あらかじめ確固としたシステムがあって、その「部品」として境界や構造があり、そのシステムは「制御のメカニズム」で維持されている。もう少し言うなら、慢性うつ患者視点の〈自己管理〉とは、うつである自己を安心して呈示することができる場を作るべく、他者を二分化するという境界づけ作用を重ねていくことでその都度システムが更新されていく。例えば、Aさんの家族はヘルスケア・システムの内側から外側へ切り離され、Dさんの実姉は外側から内側に組み込まれていた（第4章3-2）が、これは時間の経過に従ってシステムがその都度生成されていた例と捉えることができる。それに対して、医療者視点の「自己管理」とは、あらかじめ医療の中に用意されている確固たる枠組みに従って、患者の言動を分節化しながら捉え、症状や生活を「制御」しようとするものである。このように、患者視点の〈自己管理〉と医療者視点の「自己管理」とでは、自己管理のためのシステムの構成原理が大きく異なっている。

さらに厄介なのは、患者視点の〈自己管理〉と医療者視点の「自己管理」は、それぞれの構成原理が根本的に異なるにも関わらず、システムを構成している要素（知識やツール）に共通する素材が少なくないため、一見似ているように見える。そこが、医療者が患者の語りを聴いたときに医療用語の誤用と感じられ、患者の語り全体に違和感を抱き、「混沌の物語」として聴こえてしまう要因となっていることが推察される。こうした違いから、医療者個々人の闇雲な努力だけではなかなか乗り越えられない問題がある。

2 医療者は患者の「混沌の物語」をどのように捉えたらよいか

前節では、慢性うつ患者は、他者を二分化することで安心して自己呈示できる場を確保し、そのうえで、自分なりの説明モデルやヘルスケア・システムを構築するという〈自己管理〉を展開していることを示した。そしてその〈自己管理〉の起点は、他者を二分化する行為であり、他者を二分化する行為の中核は、境界づけ作用によってその都度システムを生成することであることを強調した。

以上を踏まえて、本節では、医療者が地域生活を送る慢性うつ患者の「混沌の物語」と聴こえる語りをどのように捉えたらよいかについて考えたい。

2-1 「生き延びの物語」とは何か

本書では、インタビュー当時、周囲の人々との葛藤の話としか映らず違和を覚えた慢性うつ患者の語りを、患者の視点から読み直すことで、慢性うつ患者は自分なりの〈自己管理〉を展開しながら生き延びてきた物語と捉えてきた。

本節では、慢性うつ患者のこの物語を「生き延びの物語」と呼びたい。「生き延びの物語」とは、慢性疾患や障害を抱えながら、地域での社会関係を生き延び生活を回すための試行錯誤や葛藤の経験を語ったものである。「生き延びの物語」は、病院の場では触れることが難しく、地域生活の場において触れることの多い物語である。なぜなら、病院という場は、問題解決のために高度にシステム化された場であるため、患者は退院という明確な目標に向けて一定期間社会関係に区切りをつけるが、地域生活の場は、人との関わりや仕事が切り離されずあり続ける（三井 2013, 2016）ために、その社会関係を生き延びる必要があるからである。また、「回復の物語」や「探求の物語」には一定の結末があるのとは対照的に、「生き延びの物語」は、「混沌の物語」と同様、どこに向かっているか分からず常に途上にある結末のない物語という特徴がある。

2-2 「混沌の物語」の二つの側面

ここでは、医療者が「混沌の物語」に聴こえてしまった患者の語りをどのように捉えたらよいかを考えるために、「混沌の物語」の二つの側面と他者を二分化する行為がどのような関連にあるかを考えたい。

最初に、本書の再分析から見えてきた「混沌の物語」のあり方の二つの側面を整理しておきたい。ひとつは、病む人自らが自己の生を物語る言葉をもたない、という意味での「混沌」である。病む人が物語化できない状態である。もうひとつは、他者からみて、病む人の語ろうとする物語の秩序を把握できないという意味での「混沌」である。例えば、医療者からみて「混沌に見えてしまう」という事態である。フランクは、基本的には前者の意味で「混沌の物語」と言っていた。それに対して、本書では「調査協力者の語りが混沌の物語としか聴こえなかった」ことを繰り返してきたが、それは後者の意味における「混沌」である。

それでは、「混沌」の二つの側面と本書で見出した他者の二分化はどのような関係にあるのだろうか。第2章で述べた通り、他者の二分化における「分かってくれる人」とは、患者本人が語ろうとする物語に対して否定的な評価や決めつけをしない人であった。そのような構えを持つ「分かってくれる人」に話を聴いてもらえれば、慢性うつ患者は、〈物語化できない状態という意味での前者の〉「混沌」から抜け出すことができるだろう。それに対して、「分かってくれない人」とは、自らの判断基準に当てはめて理解しようとし否定的な評価や決めつけをしがちな人であった。慢性うつ患者の語りは、そのような構えで受け止められるならば、〈物語の秩序が把握できないという意味での後者の〉「混沌」に陥ったままである。ここでいう判断基準とは、医療者であれば、医学、心理学、セルフケア理論、回復の物語や探求の物語といった枠組みを指している。

このように捉えると、「混沌」の二つの側面はまったく別の現実を指しているわけではないことがわかってくる。つまり、本人が語ろうとする物語を聴きとることのできる他者が現れなければ、それは〈物語化できない状態という意味での前者の〉「混沌」とならざるをえない。つまり、物語が混沌を抜け出すには、他者が必要である。慢性うつ患者が、自分なりの語りを紡ぎ出すとしても、現実には、それを聴くことのできない人が、医療者を含めたくさん現れることは本書の事例で示してきた通りである。そのような〈社会〉を生き延びるために、慢性うつ患者は、「分かってくれる人」と「分かってくれない人」に二分化せざるをえなかったと捉えることができる。慢性うつ患者からみると、「分かってくれる人」とは「混沌」に秩序を与え物語化を促進してくれる存在であり、「分かってくれない人」とは「混沌」の秩序化を停滞または後退させる存在であったと捉えることができる。ただ、「分かってくれる人」がいれば混沌を抜け出せるというほど、単純な話ではないだろう。本人の葛藤はそう簡単に整理できるものではなく、時間や現実的な変化などが必要なこともある。それでも、「分かってくれる人」の存在は、混沌に秩序を与える第一歩としてときに大きな力を持ちうることは確かであろう。

2-3 結末のない「混沌の物語」を否認しがちな医療者

「回復の物語」と「探求の物語」には結末があるという特徴がある。「回復の物語」は健康に戻るという結末に向かって描かれる物語で、「探求の物語」は病いの経験に価値を発見するという結末に向かって語られる物語である。それに対して「混沌の物語」や「生き延びの物語」は、「健康に戻る」や「病いの経験に価値を発見した」といった結末を見出すことが難しくどこに向かっているのか分からない物語である。

慢性うつとともに生きる人々は、「回復の物語」や「探求の物語」のような閉じたプロットのなかに自己の生活を包摂しきれず、結末のないままに自己の生を物語り続けている。こうした意味で「混沌の物語」や「生き延びの物語」という概念は、閉じた構造をもたない物語が患者にとって重要な意味をもちうることを示している。

フランクは、回復の物語と混沌の物語を比較して、混沌の物語は「聴きとりがたいもの」だという。

混沌の物語は不安をかきたてるものである。継続性もはっきりした因果関係も伴わない。一貫した継続性を欠いているということが、混沌の物語を聴き取りがたいものにする。回復の語りは、聴き手に対して、ものごとがどれほど悪く見えようともなお幸福な結末が待ち受けているのだということを保証する。混沌の物語が聴き取りがたいものであるのは、それがあまりにも脅威的なものだからである（Frank 1995=2002: 139-140）。

フランクは、混沌の物語が聴きとりがたいのは、「幸福な結末」がなく、「継続性」も「因果関係」もないので、「脅威的」で「不安をかきたてる」ためだという。そのため、「多くの援助者」が次のような振る舞いに陥りがちだという。

混沌の物語を生きる人々は確かに援助を必要としている。しかし、多くの援助者を自称する者たちがとっさに求めてしまうのは、まず何よりも、語り手をこの種の物語から引きずり出すことであり、そしてそこから引きずりだすことが何とかという名前の「セラピー」と呼ばれるのである（Frank 1995=2002: 155）。

混沌の物語の中にいる者に対して医療スタッフが取りかねない最悪のふるまいは、その人が先へ進むようにと急き立ててしまうことである。(中略) 混沌を治療可能な状態として再定義することで、(中略) 臨床のスタッフは再び安心して統制することができるようになる。混沌は、患者の個人的な不調として処理することが可能になる (Frank 1995=2002: 156)。

医療者などの援助者は、「回復の物語」や「探求の物語」を読み取ることができなかった「混沌」を「治療可能な状態として再定義」することで、患者を「混沌の物語」から「引きずりだ」し「急き立て」、「患者の個人的な不調として処理」することで、「安心して統制することが可能になる」という。しかし、それは「混沌の物語を否認」することであるという。

混沌の物語を否認することは、その物語を語る人間を否認することであり、否認されている人間にケアがさし向けられることはありえない。その現実を否認された人間はただ治療とサーヴィスの受取人にとどまり、ケアにもとづく共感的な関係に加わることはできない (Frank 1995=2002: 155)。

専門職者たちは修復可能なものを好む。(中略) 近代社会において疑いの余地なく達成されてきたのは、修復=定着を重視することであった。近代は、この地上の、人々の日常生活の条件の中で達成されてきたものを、うまく説明してくれるような信仰を必要とする。その近代性の代償は、(中略)

その問題があまりにも錯綜して医学的にも社会的にも修復＝定着させることのできない人々に、居場所を残さないことにある（Frank 1995=2002: 160-161）。

このように、フランクは、修復可能なものを好む医療者がセラピーの名のもとに混沌の物語を否認することは、患者を治療とサーヴィスの受取人にとどまらせるだけでなく、修復できない人々の居場所を残さないことだという。

ここで思い出されるのは、序章で取り上げた「プシコ」のケースである。プシコとは元々、「精神科」を指す言葉から来ているが、それが転じて、「精神病患者＝扱いが面倒な患者」のことを指す差別用語として用いられることがあることは既に述べた。例えば、先輩看護師が後輩に「あの患者さんプシコっぽいから注意したほうがいい」などと使われる。この医療者による差別行為は、修復できない患者の語りから「回復の物語」や「探求の物語」を読み取れずに、混沌の中にいる患者の居場所を残さない行為として捉えることができる。

排除（差別）とは、ある人々と別の人々との間に境界線を引き、壁を築き、距離を置くことで、こちら側とあちら側の区別を作り出すことである（岸 2008: 17-18）。そして、排除される人は初めから完全に排除されているのではなく、ある局面で壁が作り出されることによって、その度に人間関係が切断される（佐藤裕 2005: 49-50）。その排除行為とは、ある人（排除者）が、ある基準を持ち込むことによって、ある人（被排除者）を「他者化」し、「負の価値づけ」をすることである。それと同時に、別のある人を自分に有利な関係者（追認者）へと転換するべく「同化」する（佐藤裕 2005: 65-67）。

例えば、医療者であっても、精神疾患患者の理解できない言動に出会った際には、ある特定の観点から「他者化」「負の価値づけ」「同化」という排除行為を行ってしまうことがある。ある患者を「プシコ」と呼ぶことは、医療者である私たちとは異なる人であるとその患者を「他者化」し、同時に「プシコ」という隠語を用いることで「負の価値づけ」を行う。そして、先輩が「あの患者さんプシコっぽいから注意したほうがいい」と後輩に声をかけることは、先輩が後輩を「同化」している行為と解釈できる。このように、医療者は、患者の振る舞いを治療可能な状態として再定義できない場合、「プシコ」と名指すことによって、辛うじて統制していると捉えることができる。

臨床の場の中心が病院であった二〇世紀は、患者は修復といった結末に向かうことを動機づけられていたので、医療者はその結末のある語りを受け止めればよかったかもしれない。そして、修復できない精神疾患を抱えている入院患者は、病院の中に隔離され続けたために、結末のない「混沌の物語」や「生き延びの物語」を語る場を奪われていたと捉えることができる。しかし、臨床の場の中心が病院から地域に移行しつつある二一世紀の現在、患者は修復できずとも地域で生活を回すことになり、結末のない話を語る場は以前よりも増えているると言ってよいだろう。ところが、病院で経験を積んだ医療者は、そのような結末のない語りを聴きとりがたいと感じ否認してしまいがちになる。

ただ、こうした医療者のふるまいを、ただ断罪していればいいのかというと、それほど単純な話ではない。なぜなら、「プシコ」と名指す行為そのものが、ある意味では医療者なりの生存戦略でもあるかもしれないからである。患者の話をどう聴いていいかわからないとき、「プシコ」と名付けることによって、聴き取れないことによる葛藤を回避しているのかもしれない。そうだとしたら、単に断罪するだけでなく、そこを避けるための具体的な方途が示される必要がある。

2-4　結末のない話を「生き延びの物語」として聴く

それでは医療者は、結末のない話をどのような構えで聴いたらよいのだろうか。まずフランクが、「混沌の物語」の聴き手に対してどのような構えを求めていたのかを見ておきたい。

> 混沌の物語に敬意を払うことが、道徳的にも臨床的にも求められる。（中略）ケアをする人間はまず何よりもその混沌の物語の証人であろうとする時、はじめて人を支援することができる。混沌は決して克服されるものではない。（中略）〔ケアを必要とする人々に対して〕治療を必要とするものとしてではなく、今あるがままの姿において敬意を払おうとする〔ことが必要である〕（Frank 1995=2002: 155-158）。

> 重要な点は、物語の内容から何が学ばれたのかという点にあるわけではない。（中略）むしろ、聴き手がその物語を聴く過程において何になるかにある（Frank 1995=2002: 218）。

多くの病者の行動は、解釈者を自称する者が、目的をなくした世界に想像力によって入っていくことができた時にはじめて理解される（Frank 1995=2002: 152）。

とりわけ臨床の仕事の中で、しかしより一般的にはすべての対人関係の中で必要とされているのは、混沌を人生の物語の一部分として受容する能力を高めることである（Frank 1995=2002: 156）。

ここでフランクは、「混沌は決して克服されるものではない」と述べたうえで、物語の聴き手には、「混沌の物語の証人であろうとする」ことで、語り手の「混沌」を「道徳的」に「今あるがままの姿」で「受容」することを求めている。

ここで思い出されるのは第1章で取り上げたM看護師長である。M看護師長は、徹底的に患者さんに付き合う人であり、医療者であった当時の筆者は、その姿を患者の「依存を引き受ける」というケアを体現する熟練看護師のモデルとして捉えていたことは既に述べた。さらに、フランクの言葉を借りていうならば、M看護師長は、患者の「今あるがままの姿に敬意を払い」、患者の「目的をなくした世界に想像力によって入っていく」ことで、患者の「混沌を人生の物語の一部分として受容」できる、まさにフランクが聴き手に期待する「物語の証人」として身をさらす「道徳的」な振るまいを体現している熟練看護師だと捉えていた。

ところが、本書での再分析をすすめるうちに、地域生活を送る患者の語りをどのように捉えたらよいかについての見方が変わった。つまり、患者の語りの中に「生き延びの物語」を読みとろうとすれば、すぐれて道徳的でなくとも患者の結末のない話に興味深く耳を傾けることができるのではないかと考えるようになった。加えて、医療者として内面化されている判断基準に自覚的であれば、患者を一定方向に導かなくてはという焦りから一旦離れることができるため、患者の語りを余裕を持って聴くことができる可能性が高まるだろう。このように、地域生活を送る患者の語りを「生き延びの物語」として聴くことができれば、結果として患者のあるがままを尊重することになり、周囲からはそれが意図せずフランクのいう道徳的な振る舞いを備えているように見えるのではないだろうか。そして、患者のほうもその医療者の振る舞いに触れることで、医療者を信頼するような好循環が生まれるのではないだろうか。

このような変化が筆者に生まれたため、M看護師長に対する当時の見方は変わった。M看護師長は、患者の語りを全く無秩序な「混沌の物語」として受け止めていたのではなく、「生き延びの物語」として患者の合理性を読み取る技術に長けていたのでなかろうか。さらに言えば、M看護師長は、自己の喪失を防ぐために語られる「患者の物語」と、症状や生活の制御を目的とした「医療的枠組み」の原理は、根本的に異なることを経験的に分かっていたのだろう。それゆえに、患者から聴き取った語りを医療的枠組みの中に統合しようとは思わなかったのではなかろうか。さらに、患者の結末のない語りを「生き延びの物語」として捉えていたからこそ、患者の世界に対する関心が自然と湧き出ていたのではなかろうか。そして、その姿を端から見ていると、フランクの言う「物語の証人」や「道徳的人間」のように映ったのではあるまいか。

ただし、これは道徳的という言葉の意味をどう考えるかという問題でもある。看護の世界では道徳的というと、どうしても奉仕するような像や愛にあふれる像を思い浮かべてしまうが、本来道徳的であるとは、そのようなことに限られないだろう。ある種の技術によって裏打ちされうる道徳もありうるのだ。

あとがき――違和から異和へ

本書のインタビュー協力者の語りを読み直す度に思い起こされる画があります。イギリスの詩人・画家であるウィリアム・ブレイクの『ヨブ記への挿絵』のうちの「三人の友人によって難詰されるヨブ」という画です。ここで描かれているのは、三人の友人たちが理不尽な苦難を追わせられているヨブを指差し厳しく非難している姿です。「あなたは間違っている」という友人たちの声が聴こえてくるような迫力があります。

社会学者の佐藤俊樹さんは、社会学専攻でない学生に対する教育実践の中で、「社会学する」ことの意義を迫られる悪戦苦闘が続いたそうです。そのなかで見出したのは、社会学的な思考の必要性を「別様に考えることの意義」として伝えることだったといいます。また、「当事者が当事者であるがゆえに解決できなくなる問題」に「多様かつ論理的な見方を用意する」ことが社会学の意義だとも述べています（佐藤俊樹 2011: 406-411）。佐藤俊樹さんの言葉を借りるなら、本書は、医療者である筆者が、当事者であるがゆえに解決できなくなった患者の語りを聴くという課題に「社会学する」ことによって取り組んだ試行錯誤の成果ということができます。

ところが、医療者としての筆者が「社会学する」ことには痛みを伴いました。内面化されていた医療的な発想と対峙する作業が、自己否定的な作業として経験されたからです。そこでここでは、「社会学する」ことの痛みと折り合いをつけるきっかけとなった三つの言葉を紹介しながら、本書では何を試みてきたのかを整理してみたいと思います。

一つめは、「博士論文は結局、異和感の対自化を盛大にやったような感じになったね」という指導教員の三井先生の一言です。

最初に「異和感の対自化」について触れておきたいと思います。「異和感の対自化」とは、気になっている対人場面での出来事を取り上げ、その場面にまつわる感情に分析を加える内省の技法です（宮本 2016b）。看護学修士論文の指導教員である宮本真巳先生が考案された方法です。具体的には、8つの質問をひとつずつ自分に投げかけ、素直な気持ちで答えていきながら、気になっている場面の問題の解決を目指します[1]。筆者は、看護学生だった頃に「異和感の対自化」という方法を知り、臨床看護師になってからは、患者さんとのやりとりで行き詰った場面を「異和感の対自化」を用いて振り返ってきました。

作家で薬学博士でもある瀬名秀明さんは自著の中で、「異和感の対自化」を違和を異和に展開するための視点操作の方法として紹介しています（瀬名 2006: 20-37）。もう少し詳しくみてみましょう。瀬名さんは、違和と異和を次のように整理しています。

> 違和（wrongness）とは、あくまで主観的なもの。自分が何かの対象に感じる齟齬、えもいわれぬ心地悪さ、無意識的な嫌悪の感覚など。ただし、主観的な違和感だけでは「他」をはっきりみることが

できないため、「他」との距離感が掴めない。違和感とは、ギャップがあるという居心地の悪い感覚。

異和（gap）とは、違和を客体化しようとしたもの。違和感を覚える状況や対象を相対化し、俯瞰的な視点を取ることで「自」と「他」の間の感覚を掴むことができる。そのため、どうすればその距離を埋められるか、具体的な方法論が把握できるようになる。異和感とは、ギャップがどのくらいあるかをとらえる感覚。

つまり、「違和」はあくまでも主観的で他を十分に捉えることができないものだが、「異和」は自他を上から眺め下ろして自他のギャップを捉えようとする客観的な姿勢が備わっているものとして両者を区別し定義しています。そのうえで、「異和感の対自化」という技法とは、自分に寄り添っていた違和感 feeling of wrongness を視点位置の変更によって相対化させ、異和感 feeling of gapness に誘導し展開する方法であるとまとめています。

本書では、慢性うつ患者さんの語りに抱いたインタビュー当時の気持ちを違和感と表記してきました。確かにインタビュー当時どこまで自覚的であったかは別として、医療者でインタビューアーである筆者がどちらかと言えば正しく、インタビューイーである患者の話はどちらかと言えば間違っているという前提に立っていたからこそ、違和感が生まれたように思います。結局、その違和感は何年も消えることなく、博士論文の素材となるまで生き残り続けました。「異和感の対自化を盛大にやった」

という一言は、研究の場を看護学領域から社会学領域に移した理由が、違和を異和へ展開させるための場を求めていたからであったことに気づかせてくれました。

二つめの言葉は、『ケアの社会学』（三井 2004）の中にある「医療の観点に自閉するのでもなく、限定性を放棄するのでもなく」というフレーズです。以下にその箇所を要約してみます。

> 医療者は、不確実性が存在する患者の生に深く関わるがゆえに、何らかの形で自らの責任（自らのなすべきこと／できること）を限定することが必要である。他方で、患者の生の固有性に向き合おうとするときは、その限定性が壁となることがある。だからと言って、医療者は、自らの観点の限定性を放棄してただひたすら他者を受け入れようと安易には言えない難しい局面に遭遇する。そのような局面では、医療者が、自らの観点に自閉するのでもなく、限定性を放棄するのでもなく、医療者の観点を乗り越えることはみかけほどには容易なことではない（三井 2004: 51-77）。

上の箇所を読み直していたとき、次のような思いが湧いてきました。「医療の観点に閉じこもっていては違和が残り続けるような場面に繰り返し遭遇してしまう。だからと言って、医療の観点を放棄してただひたすら患者を受け入れることができるような場面ばかりではない。ましてや看護職を養成する立場にある現在、医療的な観点を手放すことは自己矛盾に陥ってしまう」。このような思いに浸っているうちに、「医療者の観点に自閉するのでもなく放棄するのでもなく」という一節は、本書で試行錯誤しながら目指していたことを端的に指し示しているように思え勇気づけられました。

三つめは、本書の序章でも触れた「常識をうまく手放す」という言葉です。佐藤俊樹さんは、社会学の基本を「常識をうまく手放す」ことにあると述べています。

対立している二つの主張が併存しているのならば、「どちらが正しい」という常識をいったん停める。（中略）その次に重要なのは、どちらも部分的に正しいといえる具体例を探してみることである。過去の実例でもいいし、仮想的な思考実験でもよい。具体的に検討できるものであればよい。（中略）常識を本当に停めるのは、決してたやすくない。常識というのは、凡庸な考え方というより、人がふつうに生きていくための命綱みたいなものだ。手放すと、底なしの懐疑か、その裏返しの「自分だけが正しい」という独善に陥りやすい。（中略）社会学は人が生きていく命綱でもある常識を揺さぶる（中略）焦点は、繰り返すが、『常識をうまく手放す』ことにある。いうまでもなく、全ての人文社会科学がこういう方向で考えるわけではない。例えば、哲学であれば、常識とは無関係に（＝常識に合致するしないにかかわらず）正しい結論を追求する。それに対して、社会学では、いったん常識を手放しておいて、最終的には（別の）常識的な考えに戻っていく。より正確にいえば、日常的な経験と大きな不一致がおきない範囲に収める。常識から外れるだけでなく、戻っていくという二重の経路をたどる。そこまでふくめて『うまく』なのだ（佐藤 2011: 5-9）。

「常識をうまく手放す」とは、常識から外れることと常識に戻っていくという二重の経路だという考えは、筆者が社会学領域に足を踏み入れてからずっと心に残り続けてきました。本書をまとめることになって「常識をうまく手放す」という言葉にもう一度出会いなおした時、医療的な常識を手放す「往路」の痛みの段階から、医療的な常識と大きな不一致が起きない範囲に戻っていく「復路」に関心が移っていることに気づかされました。そして、二一世紀の医療者は地域生活を送る患者の語りを「生き延びの物語」として捉え返してみようという提案が、本書の着地点となりました。

ここからは、本書の執筆に関してとりわけお世話になった方々への謝辞を述べさせていただきます。本書は、インタビュー協力者六名の方々が、真摯に話してくれた語りのおかげで成立しています。深く感謝申し上げます。インタビューを行った二〇一一年は、東日本大震災の起こった年でした。そして、書籍化にあたり、協力者の方々に再びコンタクト試みた二〇二一年は、コロナ渦の真っ只中にありました。一〇年前の語りの掲載許可をくださった五名の協力者の方に感謝申し上げます。また残念ながら、連絡のとれなかったBさんについては、どこかで元気にお暮しになっていることを願っています。次に、看護とは何かを身をもって示し導いてくださった宮本真巳先生と宮本めぐみさんに感謝いたします。私が今もなお看護の世界で生き延びていられるのはお二人のおかげです。法政大学大学院の先生方、三井さよ先生、鈴木智之先生、鈴木智道先生、水野節夫先生、中筋直哉先生には、自由にものを語れる民主的な場を用意していただきました。そのような場を準備できる高い見識を備えた先生方を尊敬しています。法政大学の大学院生、なかでも潤間さん、高橋さん、山田さんからは、ゼミで沢山のコメントをいただきました。それが本書にどれだけ反映されているかと思うと感謝しきれません。生活書院の高橋淳さんには、編集者の視点から、いつも鋭く的確な助言をいただきました。そのおかげで、インタビューを始めてから一〇年間の作業に、納得のいく区切りをつけることができました。ありがとうございます。

最後に私事になりますが、本書は、両親と二人の弟、伯父の池原信玄さんに捧げたいと思います。看護を仕事にするという生き方を肯定し励ましてくれたことを感謝しています。

二〇二二年一月

堀川英起

■注

1　看護学の教科書では、感情リテラシーを高める方法のひとつとして、「異和感の対自化」が紹介されている（武井ら 2021）。感情リテラシーとは、感情に振り回されずに、感情を使いこなす能力のことをいう。感情労働の典型とされる看護職は、感情的ストレスに対処し、アイデンティティを保つための鍵となる感情リテラシーを身につけることが期待されている。異和感の対自化は、次の8つのステップからなる。また、ステップ2では、異和感を構成する【感情】と【身体感覚】の候補が列挙され選択できるようになっている。

ステップ1：どのような場面で、誰にどのような言葉を投げかけられたのでしょうか。
ステップ2：相手の態度や言動に触れて、心の中にどのような思いが湧きましたか。
ステップ3：相手の言葉や態度で、しっくりこなかったところを言葉にしましょう。
ステップ4：相手はどんな立場から、どんなつもりでそのように言ったのでしょうか。
ステップ5：相手の態度や言動に対する過剰な期待や先入観はありませんでしたか。
ステップ6：しっくりこないと感じたのも無理はないと思える理由を確認しましょう。
ステップ7：相手と自分の共通点や類似点、相違点や対立点を探しましょう。
ステップ8：振り返ってみて今、何を感じますか？これからどうしたいですか？

【感情】驚き、疑い、当惑、困惑、混乱、不信、怒り、いらだち、悔しさ、恨めしさ、羨ましさ、嫉妬、裏切られ感、落胆、幻滅、歯がゆさ、もどかしさ、無力感、徒労感、虚しさ、不全感、自信低下、屈辱感、情けなさ、寂しさ、悲しさ、焦り、不安、恐れ、嫌悪、憎悪、軽蔑、後悔、羞恥心、罪悪感／落ち込み、緊張、不機嫌

【身体感覚】ムカつく、胃が痛い、息苦しい、息が詰まる、胸苦しい、胸がドキドキする、体が熱くなる、体が冷える、頭に血が上る、顔が熱くなる、血の気が引く、力が脱ける、ゾッとする、ゾクッとする、皮膚がざわざわする、頬がひんやりする、体が重くなる、体が硬くなる、固まる、肩に力が入る、傷つく

初出一覧

序　章　書き下ろし

第1章　書き下ろし

第2章　「「他者を二分化する」物語とその困難——慢性うつ患者の語りと医療のまなざし」『社会志林』第63巻4号、2017年、pp.287-303. より改変

第3章　「慢性うつ患者の〈自己管理〉の物語——患者の「説明モデル」に着目して」『社会志林』第64巻4号、2018年、pp.123-141. より改変

第4章　「「ヘルスケア・システム」の物語——慢性うつ患者の〈自己管理〉とは何か」『保健医療社会学論集』第30巻2号、2020年、pp.64-73. より改変

第5章　「慢性うつ患者の語りとうつ病言説」『法政大学大学院紀要』84号、2020年、pp.69-79. より改変

終　章　書き下ろし

鷹田佳典 , 2012,『小児がんを生きる――親が子どもの病いを生きる経験の軌跡』ゆみる出版 .
武井麻子編著 , 2021,『精神看護学〔2〕精神看護の展開　第 6 版』医学書院 : 41-45.
東畑開人 , 2017,『日本のありふれた心理療法――ローカルな日常臨床のための心理学と医療人類学』誠信書房 .
東畑開人 , 2019,「当事者研究の切実さ――これからの心理士のために」『心理臨床の広場』12（1）: 22-23.
得津馨・吉川隆博 , 2019,「精神保健の今後の展望――『精神障害にも対応した地域包括ケアシステムの構築』に向けて」『日本精神保健看護学会誌』28（2）: 113-123.
冨高辰一郎 , 2010,『なぜうつ病の人が増えたのか』幻冬舎ルネッサンス .
辻内拓也・鈴木勝己・辻内優子・熊野宏昭・久保木富房 , 2005,「民俗セクター医療を利用する患者の社会文化的背景――医療人類学的視点による質的研究」『心身医学』45（1）: 53-62.
筒井真優美編 , 2015,『看護理論家の業績と理論評価』医学書院 .
内田雅子 , 2015,「病みの軌跡理論」『看護診断のためのよくわかる中範囲理論 第 2 版』学研 : 77-90.
牛山美穂 , 2006,「「抵抗」および「戦術」概念についての考察」『死生学研究』8: 191-210.
牛山美穂 , 2015,『ステロイドと「患者の知」――アトピー性皮膚炎のエスノグラフィー』新曜社 .
浦河べてるの家 , 2002,『べてるの家の「非」援助論』医学書院 .
浦河べてるの家 , 2005,『べてるの家の「当事者研究」』医学書院 .
Woog, Pierre. et al., 1992, *The Chronic Illness Trajectory Framework:The Corbin andStrauss Nursing Model*, Springer Publishing Company.（= 1995, 黒江ゆり子･市橋恵子･寶田穂訳『慢性疾患の病みの軌跡』医学書院 .）
矢原隆行 , 2016,『リフレクティング――会話についての会話という方法』ナカニシヤ出版 .
山田陽子 , 2008,「『心の健康』の社会学序説―労働問題の医療化」『現代社会学』9: 41-60.
山下真裕子 , 2017,「精神障がい者の地域生活におけるセルフケアの概念分析」『日本看護科学会誌』37: 209-215.
安川一 , 1991,『ゴフマン世界の再構成――共在の技法と秩序』世界思想社 .
安酸史子・鈴木純恵・吉田澄恵編 , 2015,『ナーシング・グラフィカ成人看護学③ セルフマネジメント』メディカ出版 .
山崎喜比古編 , 2001,『健康と医療の社会学』東京大学出版会 .
Yoshida,K.K., 1993,"Reshaping of Self: A Pendular Reconstruction of Self and Identity among Adults with Traumatic Spinal Cord Injury", *Sociology of Health & Illness*, 15（2）: 217-45.
吉野聡 ,2013,『「現代型うつ」はサボりなのか』平凡社大島巌, 2019,「精神疾患をもつ人を地域で支える包括的ケア――より効果的な支援モデルを求める協働・共創アプローチの可能性」『日本精神保健看護学会誌』28 (2) : 79-85.

大野裕, 2011,「認知療法（認知行動療法）」『現代精神医学事典』弘文堂 : 80.

Orem, D. E., 2001, *Nursing: Concepts of Practice, 6th edition*, Mosby Inc.（= 2005, 小野寺杜紀訳『オレム看護論――看護実践における基本概念（第4版）』医学書院.）

Parsons,Talcott, 1951, *The Social System*, The Free Press.（= 1974, 佐藤勉訳『社会体系論』青木書店.）

Sadock, Benjamin, James. et al., 2015, *Kaplan & Sadock's Synopsis of Psychiatry: Behavioral Science/Clinical Psychiatry,Eleventh Edition*, Wolters Kluwer Health Inc.（= 2016, 四宮滋子・田宮聡監訳『カプラン臨床精神医学テキスト第3版――DSM-5 診断基準の臨床への展開』メディカル・サイエンス・インターナショナル.）

榊原賢二郎, 2016,『社会的包摂と身体――障害者差別禁止法制度の障害定義と異別処遇を巡って』生活書院.

榊原賢二郎, 2019,『障害社会学という視座――社会モデルから社会学的反省へ』新曜社.

崎山治男・三井さよ, 2000,「慢性疾患における医療者 - 患者関係の考察に向けて」『ソシオロジ』45 (2) : 69-86.

佐藤雅浩, 2013,『精神疾患言説の歴史社会学――「心の病」はなぜ流行するのか』新曜社.

佐藤雅浩, 2019,「精神疾患の流行に関する社会学的研究（1）」『埼玉大学紀要（教養学部）』55 (1) : 51-70.

佐藤俊樹, 2008,『意味とシステム――ルーマンをめぐる理論社会学的探究』勁草書房.

佐藤俊樹, 2011,『社会学の方法――その歴史と構造』ミネルヴァ書房.

佐藤裕, 2005,『差別論――偏見理論批判』明石書店.

Scheff, Thomas J., 1966, *Being Mentally Ill: A Sociological Theory*, Aldine Publishing Company.（= 1979, 市川孝一・真田孝昭訳『狂気の烙印――精神病の社会学』誠信書房.）

瀬名秀明, 2006,「第1章 違和でありつづけること」『境界知のダイナミズム』岩波書店 : 19-62.

園田恭一, 1989,「セルフケア概観」『日本保健医療行動科学学会年報』4: 103-108.

園田恭一, 1992,「保健医療の需要者の主体化と組織化」『社会学と医療』弘文堂 : 203-228.

Strauss, Anselm L. et al., 1984, *Chronic Illness and the Quality of Life second edition*, C.V. Mosby Company.（= 1987, 南裕子監訳『慢性疾患を生きる――ケアとクォリティ・ライフの接点』医学書院.）

杉野昭博, 2007,『障害学――理論形成と射程』東京大学出版会.

鈴木智之, 2013a,「病いの語りと医療のまなざし――「病む」という経験の社会学のために」山岸健・浜日出夫・草柳千早編『希望の社会学――我々は何者か, 我々はどこへ行くのか――』三和書籍, 181-95.

鈴木智之, 2013b,『「心の闇」と動機の語彙――犯罪報道の一九九〇年代』青弓社.

高城和義, 2002,『パーソンズ――医療社会学の構想』岩波書店.

水野節夫, 2000,『事例分析への挑戦』東信堂.
向谷地生良, 2009,『技法以前――べてるの家のつくり方』医学書院.
向谷地生良, 2016,「当事者研究と精神医学のこれから」石原孝二・河野哲也・向谷地生良編『精神医学と当事者』東京大学出版会: 180-205.
村岡潔, 2003,「仏教ヘルスケア――現代医療批判の一可能態として」『佛教大学総合研究所紀要別冊』15: 3-16.
鍋田恭孝, 2012,『うつ病がよくわかる本――うつ病の本質・うつ病からの立ち直り方・うつ病のあるべき治療』日本評論社.
中河伸俊・渡辺克典編著, 2015,『触発するゴフマン――やりとりの秩序の社会学』新曜社.
中川輝彦・黒田浩一郎編著, 2010,『よくわかる医療社会学』ミネルヴァ書房.
中井久夫・山口直彦, 2004,『看護のための精神医学 第2版』医学書院.
中嶋聡, 2012,『「新型うつ病」のデタラメ』新潮社.
中村敬, 2009,「うつ病の認知療法・マインドフルネス・森田療法」『現代うつ病の臨床――その多様な病態と自在な対処法』創元社: 288-300.
中村美奈, 2018,『ストレスチェック時代の職場の「新型うつ」対策――理解・予防・支援のために』ミネルヴァ書房.
NHK 取材班, 2013,『職場を襲う「新型うつ」』文藝春秋.
日本うつ病学会用語検討委員会, 2013,「『うつ病関連用語に関する日本うつ病学会用語検討委員会多数意見案』作成の経緯」,www.secretariat.ne.jp/jsmd/term,2016年6月26日取得.
日本うつ病学会監修, 2017,『うつ病治療ガイドライン』医学書院.
西田真寿美, 1995,「セルフケアをめぐる論点とその評価」『健康観の転換――新しい健康理論の転換』東京大学出版会: 157-174.
野田正彰, 2013,『うつに非ず――うつ病の真実と精神医療の罪』講談社.
野口裕二, 2002,『物語としてのケア――ナラティヴ・アプローチの世界へ』医学書院.
野口裕二, 2018,『ナラティヴと共同性――自助グループ・当事者研究・オープンダイアローグ』青土社.
野村総一郎, 2016,「メディア用語としての“新型うつ病”のその後」『臨床精神医学』45(1): 37-41.
岡谷恵子, 2005,「こころを病む人のセルフケア援助の看護モデル」『実践オレム―アンダーウッド理論――こころを癒す』講談社: 30-38.
奥野英子, 2020,『障害のある人のための社会生活力プログラム・マニュアル――自分らしく生きるために』中央法規.
大橋定明, 2014,「精神障害者ソーシャルワーク研究――長期入院患者の退院援助と、地域生活のニーズ実現に向けた援助の二軸を中心に」関西学院大学博士学位論文, http://hdl.handle.net/10236/12607, 2020年8月30日取得.
大島巌, 2011,「EE(感情表出)」『現代精神医学事典』弘文堂: 43.

桑原寛・河西千秋編, 2009,『自殺未遂者および自ん殺者遺族等へのケアに関する研究 自殺に傾いた人を支えるために――相談担当者のための指針』,www.mhlw.go.jp/bunya/shougaihoken/jisatsu/dl/02.pdf, 2016 年 10 月 4 日取得.
松本卓也, 2018a,『症状でわかる精神病理学』誠信書房.
松本卓也, 2018b,『心の病気ってなんだろう？』平凡社.
松繁卓哉, 2010,『「患者中心の医療」という言説』有斐閣.
松繁卓哉, 2012,「地域包括ケアシステムにおける自助・互助の課題」『保健医療科学』61 (2) : 113-118.
松繁卓哉, 2016,「保健医療の移ろいゆく「基準」と生の固有性」『保健医療社会学論集』26 (2) : 13-20.
松繁卓哉, 2017,「セルフケア／セルフマネジメントの支援をめぐる今日的課題」『日本保健医療行動科学会雑誌』32 (2) : 15-19.
南裕子・稲岡文昭, 1987,『セルフケア概念と看護実践――DR.P.R.Underwood の視点から』へるす出版.
三井さよ, 2004,『ケアの社会学――臨床現場との対話』勁草書房.
三井さよ, 2013,「地域医療と社会学――生活の場の論理と医療者」『地域医学』27 (10) : 871-874.
三井さよ, 2016,「生活モデルへの転換と看護職」『看護研究』49 (7) : 557-563.
三井さよ, 2018a,「医療・保健・福祉――病いや障害は『不幸』なことなのか」『はじまりの社会学――問いつづけるためのレッスン』ミネルヴァ書房: 111-130.
三井さよ, 2018b,「上田敏をちゃんと読もう！――社会モデルとは何だったのか」『支援』8: 246-267.
三井さよ, 2018c,『はじめてのケア論』有斐閣.
三浦貴代・田名場美雪 ,2005,「精神科デイケアの機能に関する一考察――参加観察をとおして」『弘前大学保健管理概要』26: 11-20.
宮台真司, 2007,「なぜ僕は「うつ体験」を語るのか――「うつ」という病、〈社会〉という不条理」『SIGHT』31: 26-33.
宮本真巳, 1993,『セルフヘルプ・グループの理論的背景とケアシステムへの位置づけに関する研究』平成元年度～平成 3 年度科学研究費補助金（一般研究（B））研究成果報告書（非売品）.
宮本真巳, 1996,『感性を磨く技法 3 セルフケアを援助する』日本看護協会出版会.
宮本真巳, 2015,「受援力に関連する諸問題について――災害支援からセルフケア支援まで」『日本保健医療行動科学会雑誌』30 (1) : 81-86.
宮本真巳, 2016a,「心の健康と生活習慣――精神機能障害としての生活習慣病」『日本保健医療行動科学会雑誌』31 (1) : 13-21.
宮本真巳, 2016b,「感性を磨く技法としての異和感の対自化」『日本保健医療行動科学学会雑誌』31(2) : 31-39.
宮本真巳, 2017,「セルフケア支援の発展」『日本保健医療行動科学会雑誌』32 (2) : 1-6.

Kleinman, Arthur, 1991, *Rethinking Psychiatry:From Cultural Category to Personal Experience*, Free Press.（＝2012, 江口重幸・下地明友・松澤和正・堀有伸・五木田紳訳『精神医学を再考する――疾患カテゴリーから個人的経験へ』みすず書房.）
小林富美栄・樋口康子・小玉香津子編, 2009,『増補第2版 現代看護の探究者たち――人と思想』日本看護協会出版会.
厚生労働省, 2009,「訪問看護について（第15回 今後の精神保健医療福祉のあり方等に関する検討会 資料2）」, https://www.mhlw.go.jp/shingi/2009/04/dl/s0423-7c.pdf,2020年8月29日取得.
厚生労働科学研究班, 2010,「うつ病の認知療法・認知行動療法治療者用マニュアル」（平成21年度厚生労働省こころの健康科学研究事業「精神療法の実施方法と有効性に関する研究」）,https://www.mhlw.go.jp/bunya/shougaihoken/kokoro/dl/01.pdf, 2019年8月23日取得.
厚生労働省・中央労働災害防止協会, 2010,「改訂 心の健康問題により休業した労働者の職場復帰支援の手引き―メンタルヘルス対策における職場復帰支援」,https://www.mhlw.go.jp/new-info/kobetu/roudou/gyousei/anzen/101004-1.html, 2019年9月1日取得.
厚生労働省, 2013,「平成24年衛生行政報告例（就業医療関係者）の概況　就業保健師・助産師・看護師・准看護師 」, https://www.mhlw.go.jp/toukei/saikin/hw/eisei/12/dl/h24_hojyokan.pdf,2020年8月29日取得.
厚生労働省障害保健福祉部, 2016,「参考資料」, https://www.mhlw.go.jp/file/05-Shingikai-12201000-Shakaiengokyokushougaihokenfukushibu-Kikakuka/0000108755_12.pdf#search='%E5%8E%9A%E7%94%9F%E5%8A%B4%E5%83%8D%E7%9C%81%E9%9A%9C%E5%AE%B3%E4%BF%9D%E5%81%A5%E7%A6%8F%E7%A5%89%E9%83%A8+%E5%8F%82%E8%80%83%E8%B3%87%E6%96%99+2016',2020年8月30日取得.
厚生労働省, 2018,「社会福祉施設等調査：結果の概要」, https://www.mhlw.go.jp/toukei/list/23-22c.html, 2020年8月30日取得.
厚生労働省, 2019a,『精神障害にも対応した地域包括ケアシステム構築のための手引き』日本能率協会総合研究所.
厚生労働省, 2019b,『職場における心の健康づくり――労働者の心の健康の保持増進のための指針』独立行政法人労働者健康福祉機構.
厚生労働省医政局看護課,「看護職員の就業場所別就業者数」https://www.mhlw.go.jp/file/05-Shingikai-10801000-Iseikyoku-Soumuka/0000029075.pdf,2020年9月10日取得.
熊谷晋一郎編, 2017,『みんなの当事者研究　臨床心理学増刊第9号』金剛出版.
熊谷晋一郎編, 2018,『当事者研究と専門知――生き延びるための知の再配置　臨床心理学増刊第10号』金剛出版.
熊谷晋一郎編, 2019,『当事者研究をはじめよう　臨床心理学増刊第11号』金剛出版.
熊野宏昭, 2012,『新世代の認知行動療法』日本評論社.

リング・学習・援助を中心にして』看護の科学社.
笠原嘉, 2015,『うつ病臨床のエッセンス』みすず書房.
加藤忠史, 2014,『うつ病治療の基礎知識』筑摩書房.
勝又正直, 1999,『ナースのための社会学入門』医学書院.
勝又正直, 2005,『はじめての看護理論』医学書院.
香山リカ, 2008,『「私はうつ」と言いたがる人たち』PHP 研究所.
岸政彦・石岡丈昇・丸山里美, 2016,『質的社会調査の方法――他者の合理性の理解社会学』有斐閣.
岸政彦, 2018,『はじめての沖縄』新曜社.
北中淳子, 2004,「鬱の病」『近代日本の身体感覚』青弓社: 359-390.
北中淳子, 2011,「疲労の身体と「仕事の科学」――過労うつ病をめぐって」『「うつ」の構造』弘文社: 28-46.
北中淳子, 2013a,「うつと文化: 医療人類学的視点から」『最新精神医学』18 (6): 585-591.
北中淳子, 2013b,「労働の病, レジリエンス, 健康への意志」『現代思想』41 (7): 72-80.
北中淳子, 2014a,『うつの医療人類学』日本評論社.
北中淳子, 2014b,「早期介入のリスクとベネフィット――医療人類学の視点から」『精神科臨床エキスパート 重症化させないための精神疾患の診方と対応』医学書院: 264-270.
北中淳子, 2014c,「ライフサイクルの精神医療化――先制医療時代の臨床的時間」『現代思想』42 (8): 164-172.
北中淳子, 2015,「うつ病の論理と倫理」『精神医学の基盤 (2) うつ病診療の論理と倫理』学樹書院: 46-55.
北中淳子, 2016,「「自己への配慮」としてのスクリーニング――先制医療の人類学」『外来精神科診療シリーズ　メンタルクリニックでの主要な精神疾患への対応〔3〕 統合失調症, 気分障害』347-350.
北中淳子, 2017a,「うつ病は日本でどのように広まってきたのか」http://wedge.ismedia.jp/articles/-/10223?page=2,2019 年 8 月 25 日取得.
北中淳子, 2017b,「電通事件とストレスチェック――予防精神医学の台頭」『臨床心理学』17 (3): 337-340.
北中淳子, 2019,「うつ病が『人生の苦悩』から『脳疾患』に変化したことの意味――うつの医療人類学」https://gendai.ismedia.jp/articles/-/65584,2019 年 7 月 17 日取得.
Kleinman, Arthur, 1980, *Patients and Healers in the Context of Culture: An Exploration of the Borderland between Anthropology, Medicine, and Psychiatry*, University of California Press. (= 1992, 大橋英寿・遠山宜哉・作道信介・川村邦光訳『臨床人類学――文化のなかの病者と医療者』弘文堂.)
Kleinman, Arthur,1988, *The Illness Narratives : Suffering, Healing, and the Human Condition*, Basic Books. (= 1996, 江口重幸・五木田紳・上野豪志訳『病いの語り――慢性の病いをめぐる臨床人類学』誠信書房.)

キルと養成』明石書店 .

George, Julia B., 2011, *Nursing Theories: The Base for Professional Nursing Practice, 6th edition*, Pearson Education Inc.（= 2013, 南裕子・野嶋佐由美・近藤房恵訳『看護理論集 第 3 版――より高度な看護実践のために』日本看護協会出版会 .）

Goffman, Erving, 1961, *Asylums: Essays on the Social Situation of Mental Patients and Other Inmates, Doubleday*.（= 1984, 石黒毅訳『アサイラム』誠信書房 .）

Goffman, Erving, 1963, Stigma: *Note on the Management of Spoiled Identity*, Prentice-Hall, Inc.（= 2012, 石黒毅訳『スティグマの社会学――烙印を押されたアイデンティティ』せりか書房 .）

日野原重明・井村裕夫監修 , 2002,『看護のための最新医学講座 12 精神疾患』中山書店 .

本庄恵子 , 1997,「セルフケア能力の概念の文献的考察」『日本保健医療行動科学会年報』12: 256-273.

本庄恵子監著 , 2015,『セルフケア看護』ライフサポート社 .

星加良司 , 2007,『障害とは何か――ディスアビリティの社会理論の構築に向けて』生活書院 .

星加良司 , 2013,「社会モデルの分岐点――実践性は諸刃の剣？」『障害学のリハビリテーション――障害の社会モデルその射程と限界』生活書院 : 20-40.

猪飼周平 , 2010,『病院の世紀の理論』有斐閣 .

猪飼周平編著 , 2019,『羅針盤としての政策史――歴史研究からヘルスケア・福祉政策の展望を拓く』勁草書房 .

池田俊也・田端航也 , 1998,「わが国における障害調整生存年（DALY）――簡便法による推計の試み」『医療と社会』8(3)：83-99.

池見陽 , 2016,『傾聴・心理臨床学アップデートとフォーカシング』ナカニシヤ出版 .

井本由紀 , 2013,「オートエスノグラフィー」『現代エスノグラフィー――新しいフィールドワークの理論と実践』新曜社 : 104-111.

稲葉振一郎 , 2019,『社会学入門・中級編』有斐閣 .

石原孝二 , 2013,『当事者研究の研究』医学書院 .

石原孝二・信原幸弘・糸川昌成編 , 2016,『シリーズ精神医学の哲学 1 精神医学の科学と哲学』東京大学出版会 .

石原孝二 , 2018,『精神障害を哲学する――分類から対話へ』東京大学出版会 .

伊藤智樹 , 2009,『セルフヘルプ・グループの自己物語論――アルコホリズムと死別体験を例に』ハーベスト社 .

伊藤智樹編著 , 2013,『ピアサポートの社会学――ALS, 認知症介護 , 依存症 , 自死遺児 , 犯罪被害者の物語を聴く』晃洋書房 .

梶谷真司 , 2006,「医療における現実の多元性と多層性――アーサー・クラインマンの現象学的・解釈学的医療人類学」『帝京国際文化』19: 93-122.

金子史代 , 2004,『ドロセア・E・オレムにおける看護のセルフケア不足理論の基礎的研究――ケア

文献

秋風千惠，2013,『軽度障害の社会学——「異化&統合」をめざして』ハーベスト社．

Andersen,Tom,1991, *The Reflecting Team:Dialogues and Dialogues About the Dialogues*, W.W.Norton & Company.（= 2015, 鈴木浩二訳『リフレクティング・プロセス〔新装版〕——会話における会話と会話』金剛出版.）

熱田敬子，2013,「当事者研究」『現代エスノグラフィー——新しいフィールドワークの理論と実践』新曜社 : 74-79.

Burns, David D., 1999, *Feeling Good:The New Mood Therapy*, HarperCollins Publishers.（= 2005, 野村総一郎訳『いやな気分よ，さようなら——自分で学ぶ「抑うつ」克服法』星和書店.）

Charmaz, Kathy, 1983, Loss of self: a fundamental form of suffering in the chronically ill, *Sociology of Health and Illness*, 5（2）: 168-95.

Cooper, Rachel, 2014, *Diagnosing the Diagnostic and Statistical Manual of Mental Disorders*, Cathy Miller Foreign Rights Agency.（= 2015, 植野仙経・村井俊哉訳『DSM-5 を診断する』日本評論社.）

Corbin, Juliet & Strauss, Anselm, 1985a,"Managing chronic illness at home: Three lines of work", *Qualitative Sociology*, 8: 224-247.

Corbin, Juliet & Strauss, Anselm, 1985b, *Unending Work and Care: Managing Chronic Illness at Home*, Jossey-Bass.

傳田健三，2009,『若者の「うつ」——「新型うつ病」とは何か』筑摩書房．

江口重幸，2015,「クラインマンから学んだいくつかのこと——臨床人類学が医療やケアにもたらすもの」『ケアをすることの意味——病む人とともに在ることの心理学と医療人類学』誠信書房 : 120-150.

江口重幸，2019,『病いは物語である——文化精神医学という問い』金剛出版．

Frances, Allen, 2013, *Saving Normal*, Conville & Walsh Limited.（= 2013, 青木創訳『〈正常〉を救え——精神医学を混乱させた DSM-5 への警告』講談社.）

Frank, Arthur W., 1991, *At the Will of the Body: Reflections on Illness*, Houghton Miffin.（= 1996, 井上哲彰訳『からだの知恵に聴く——人間尊重の医療を求めて』ゆるみ出版.）

Frank, Arthur W., 1995, *The Wounded Storyteller: Body,Illness,and Ethics*, The University of Chicago Press.（= 2002, 鈴木智之訳『傷ついた物語の語り手　身体・病い・倫理』ゆるみ出版.）

藤山直樹，2018,「精神分析からみた鬱病臨床——パーソナルな覚書」『「うつ」の舞台』弘文堂 : 56-91.

福島喜代子，2013,『自殺危機にある人への初期介入の実際——自殺予防の「ゲートキーパー」のス

本書のテキストデータを提供いたします

本書をご購入いただいた方のうち、視覚障害、肢体不自由などの理由で書字へのアクセスが困難な方に本書のテキストデータを提供いたします。希望される方は、以下の方法にしたがってお申し込みください。

◎データの提供形式＝CD-R、メールによるファイル添付（メールアドレスをお知らせください）。

◎データの提供形式・お名前・ご住所を明記した用紙、返信用封筒、下の引換券（コピー不可）および200円切手（メールによるファイル添付をご希望の場合不要）を同封のうえ弊社までお送りください。

●本書内容の複製は点訳・音訳データなど視覚障害の方のための利用に限り認めます。内容の改変や流用、転載、その他営利を目的とした利用はお断りします。

◎あて先
〒160-0008
東京都新宿区四谷三栄町6-5 木原ビル303
生活書院編集部　テキストデータ係

【引換券】
患者の語りを
聴くという問い

著者紹介

堀川 英起
（ほりかわ・ひでき）

1971年生まれ。2012年東京医科歯科大学大学院保健衛生学研究科総合保健看護学専攻博士前期課程修了。修士（看護学）。2021年法政大学大学院社会学研究科社会学専攻博士後期課程修了。博士（社会学）。現在、日本赤十字看護大学講師。

患者の語りを聴くという問い
――慢性うつ患者の自己管理を捉え返す

発　行――――2022年5月31日　初版第1刷発行
著　者――――堀川英起
発行者――――髙橋　淳
発行所――――株式会社　生活書院
〒160-0008
東京都新宿区四谷三栄町6-5 木原ビル303
ＴＥＬ 03-3226-1203
ＦＡＸ 03-3226-1204
振替 00170-0-649766
http://www.seikatsushoin.com
印刷・製本――株式会社シナノ

Printed in Japan

ISBN 978-4-86500-141-9

定価はカバーに表示してあります。
乱丁・落丁本はお取り替えいたします。